大型药学知识普及丛书

药，你用对了吗

——血液系统疾病用药

总主编　许杜娟

主　编　李　浩

科学出版社

北　京

内 容 简 介

本书根据血液系统疾病分类和药物临床应用情况，系统介绍了血液系统常见十种疾病的基础知识和安全合理用药知识。针对血液系统疾病治疗药物特点，重点介绍了药物适应证、禁忌证、服用时间、不良反应、特殊人群用药等，引用多个不合理用药实际案例，提醒患者用药注意事项。对于患者日常用药密切关注的问题，以问答的形式帮助患者掌握和理解用药知识。同时，还对疾病的病因、临床表现以及治疗手段和预后等内容进行了论述，帮助患者正确认识和面对疾病，从而提高用药的依从性。

本书主要为广大读者提供血液系统常见疾病的合理用药知识，亦可作为基层医务工作者、医药院校学生的参考读物。

图书在版编目（CIP）数据

药，你用对了吗. 血液系统疾病用药 / 李浩主编.
—北京：科学出版社，2019.1
（大型药学知识普及丛书 / 许杜娟总主编）
ISBN 978-7-03-059591-1

I.①药… Ⅱ.①李… Ⅲ.①血液病−用药法 Ⅳ.
①R452

中国版本图书馆CIP数据核字（2018）第257871号

责任编辑：闵　捷　周　倩 / 责任校对：谭宏宇
责任印制：黄晓鸣 / 封面设计：殷　靓

科学出版社 出版
北京东黄城根北街16号
邮政编码：100717
http://www.sciencep.com

南京展望文化发展有限公司排版
江苏省句容市排印厂印刷
科学出版社发行　各地新华书店经销

*

2019年1月第 一 版　开本：A5（890×1240）
2019年1月第一次印刷　印张：4 3/4
字数：110 000
定价：30.00 元
（如有印装质量问题，我社负责调换）

大型药学知识普及丛书
总编辑委员会

总主编

许杜娟

副总主编

夏　泉　　沈爱宗

成　员

（按姓氏笔画排序）

石庆平　朱冬春　许杜娟　孙旭群　严安定

李　浩　汪永忠　汪燕燕　汪魏平　沈爱宗

居　靖　秦　侃　夏　泉　黄赵刚　葛朝亮

写给读者的话

〰〰〰〰〰〰〰〰〰〰〰〰〰

亲爱的读者：

　　您好！感谢您从浩瀚的图书中选择了"大型药学知识普及丛书"。

　　每个人可能都有用药的经历，用药时可能会有疑惑，这药是否能治好我的病？不良反应严重吗？饭前吃还是饭后吃？用药后应该注意些什么？当然您可以问医生，但医生太忙，不一定有时间及时帮您解答；您也可以看说明书，可说明书专业术语多，太晦涩，不太好懂。怎么办？于是我们组织多家三甲医院的临床药师及医生共同编写了本丛书，与您谈谈用药的问题。

　　药品是指用于预防、治疗、诊断人的疾病，有目的地调节人的生理功能并规定有适应证或者功能主治、用法和用量的物质。但药品具有两重性，其作用是一分为二的，用药之后既可产生防治疾病的有益作用，亦会产生与防治疾病无关甚至对机体有毒性的作用，即通常所说的"是药三分毒"。因此，如何合理地使用药品，从而发挥良好的治疗作用，避免潜在的毒副作用，是所有服用药品的患者所关心的问题，也是撰写本丛书的出发点。

　　本丛书选择了临床上需要通过长期药物治疗的常见病、多发病，首先对疾病的症状、病因、发病机制作简要的概述，让您对疾病有基本的了解；其次介绍了治疗该疾病的常用药物，各种药物的药理作用、临床应用、不良反应；最后我们根据多年临床经验及对患者用药问题的调研将患者用药过程中存在的疑惑，以问答的形式解惑答疑。此外，文中还列举了临床上发生的典型案例，说明正确使用药品的重要性。

本丛书涵盖的疾病用药知识全面系统，且通俗易懂。广大患者可以从本丛书中找到自己用药疑问的答案。本丛书对药师来说，也是很有价值的参考书。

2018年6月6日

如何阅读本书

血液系统疾病是原发于造血系统的疾病,或影响造血系统伴发血液异常改变,以贫血、出血、发热为特征的疾病。血液由四种成分组成:血浆、红细胞、白细胞、血小板,其中血浆约占血液的55%,血细胞和血小板组成血液的另外45%,任何一处出现问题,都会引发血液系统疾病。近年来,随着环境的变化和生活方式的转变,血液系统疾病发病率呈现上升趋势。血液系统疾病的治疗是一个综合的治疗过程,包括对疾病本身及原发病和(或)并发症的治疗,因此患者应科学地了解疾病和与疾病相关的药物知识。

本书为血液系统疾病和广大群众提供了科学认知血液疾病和药物的平台,同时这也是一本通俗易懂、贴近群众实际需求的科普书。它能够帮助读者正确地认识血液疾病,了解常用药物的适应证、禁忌证及常见不良反应,对于特殊人群,如老人,儿童及妊娠期、哺乳期妇女,也能找到各自最关心的问题。每章内容后面,我们采用问答形式,针对患者日常密切关注的疾病和用药问题进行解释,帮助读者迅速掌握和理解,也方便读者在遇到用药问题时能迅速查找到相关知识,保证用药的安全性,提高用药的依从性,提高血液系统疾病的合理用药水平。

本书围绕血液系统疾病的分类,重点对其中十种疾病的药物治疗进行系统分析,采用疾病概述—药物治疗—用药常见问题解析的结构框架,向读者介绍了常见治疗药物、特殊人群的药物治疗、典型案例分析及常见问题解析等,我们在撰写此书时更关注疾病的用药安全和合理用药,而非疾病本身的发病机制和诊断,但是为了本书的完整性,我们还是简单地描述了疾病,同时也是帮读者更全面地了解。本书在确保论述专业知识科学严谨的同时,兼顾语言通俗易懂,旨在为广大患者人群提供优质的合理用药指导,以提高人群对血液疾病的正确认识。本书不能替代正规的医院诊断和治疗。

李 浩

目　录

疾病五　自身免疫性溶血性贫血

疾病六　骨髓增生异常综合征

疾病七 过敏性紫癜

疾病八 血小板减少性紫癜

疾病九 弥散性血管内凝血

疾病十　血栓性疾病

疾病一　血友病

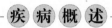

────────── 疾 病 概 述 ──────────

❤ 概述

　　血友病（hemophilia）是一组由于遗传性凝血活酶生成障碍引起血液中某些凝血因子的缺乏而导致患者产生严重凝血障碍的遗传性出血性疾病，包括血友病A（血友病甲）、血友病B（血友病乙）和因子Ⅺ缺乏症（血友病C），以血友病A最为常见。血友病在先天性出血性疾病中最为常见，出血是该病的主要临床表现。

　　1. 血友病A　　即因子Ⅷ（又称抗血友病球蛋白，AHG）促凝成分缺乏症，是一种性联隐性遗传疾病，女性传递，男性发病。出血为本病主要的表现。终身有轻微损伤或手术后长时间出血的倾向。出血程度及发病的早晚与患者血浆中因子Ⅷ活性水平有关。

　　2. 血友病B　　即因子Ⅸ缺乏症，又称PTC缺乏症、凝血活酶成分缺乏症，亦为性联隐性遗传疾病。

　　3. 血友病C　　即因子Ⅺ缺乏症，又称PTA缺乏症、凝血活酶前质缺乏症。为常染色体不完全隐性遗传，男女均可患病，是一种罕见的血友病。

血友病的社会人群发病率为(5～10)/100 000,婴儿发生率约1/5 000。血友病A、B及C的比较发病率为16∶3∶1,我国的血友病中,血友病A约占85%,血友病B约占12%,遗传性因子XI缺乏症则极少见。

发病原因

1. 血友病A　又称抗血友病因子A缺乏症,或抗血友病球蛋白(AHG)缺乏症。遗传性、先天性因子Ⅷ缺乏症。新近认为血友病A是由于因子Ⅷ基因缺乏,致血浆中因子Ⅷ含量不足或功能缺陷,从而引起凝血障碍而出血。

2. 血友病B　又称先天性因子Ⅸ缺乏症,曾称Christmas病,是一种遗传性疾病。遗传方式和出血表现与血友病A相似,其发病机制为缺乏因子Ⅸ。

3. 血友病C　患者血浆中缺乏因子XI。

临床表现

出血症状是本组疾病的主要表现,终身有轻微损伤或小手术后长时间出血的倾向。血友病A和B大多在2岁时发病,亦可在新生儿期即发病。

1. 皮肤、黏膜出血　由于皮下组织、口腔、齿龈黏膜易于受伤,为出血好发部位。幼儿亦常见于头部碰撞后出血和血肿。

2. 关节积血　是血友病最常见的临床表现之一,多见于膝关节,其次为踝、髋、肘、肩关节等处。关节出血可以分为3期。

(1)急性期:关节腔内及周围组织出血,引起局部红、肿、热、痛和功能障碍。由于肌肉痉挛,关节多处于屈曲位置。

（2）关节炎期：因反复出血、血液不能完全被吸收，刺激关节组织，形成慢性炎症，滑膜增厚。

（3）后期：关节纤维化、强硬、畸形、肌肉萎缩、骨质破坏，导致功能丧失。膝关节反复出血，常引起膝屈曲、外翻、腓骨半脱位，形成特征性的血友病步态。

3. 肌肉出血和血肿　　重型血友病A常发生肌肉出血和血肿，多发生在创伤或活动过久后，多见于用力的肌群。深部肌肉出血时可形成血肿，导致局部肿痛和活动受限，可引起局部缺血性损伤和纤维变性。在前臂可引起手挛缩，小腿可引起跟腱缩短，腰肌痉挛可引起下腹部疼痛。

4. 创伤或手术后出血　　不同程度的创伤、小手术，如拔牙、扁桃体摘除、脓肿切开、肌内注射或针灸等，均能引起严重的出血。

5. 其他部位的出血　　如鼻出血、咯血、呕血、黑便、血便和血尿等，也可发生颅内出血，是最常见的致死原因之一。

此外，血肿压迫神经可导致受压神经支配区域感觉障碍和肌肉萎缩；或颈部血肿可引起上呼吸道梗阻，导致呼吸困难，甚至窒息死亡；局部血管受压可引起组织坏死。

血友病B的出血症状与血友病A相似，绝大多数患者为轻型。因此，本病的出血症状大多较轻。

🍂 治疗选择

1. 一般治疗　　应避免肌内注射和外伤，禁服阿司匹林和其他非甾体类解热镇痛药，以及所有可能影响血小板聚集的药物。伤口小者局部加压5分钟以上；伤口大者，用纱布或棉球蘸正常人血浆或凝血酶、肾上腺素等敷于伤口，加压包扎。国外有人配制止血剂内含冷沉淀5毫升、氨基己酸750毫克、凝血酶50单位于生理盐水中，当口腔、皮肤、包皮损伤部位出血时，可外用止血，疗效较好。关节腔内出血时应减少活动，局部冷敷，当肿胀不再继续加重时改为热敷。

2. 替代疗法

（1）输血浆：为轻型血友病A、B的首选治疗方法。但由于用量过多易致血容量过大，其应用受到限制。

（2）冷沉淀物：冰冻（−20℃）冷沉淀制剂每袋含因子Ⅷ的活性平均为100单位，可使体内因子Ⅷ的血浆浓度提高到正常的50%以上，具有效力大而容量小的优点。室温下放置1小时，活性丧失50%，冷冻干燥存于−20℃以下可保存25天以上。适用于轻型和中型血友病患者。

（3）因子Ⅷ、因子Ⅸ浓缩剂：为冻干制品，每单位因子Ⅷ、因子Ⅸ活性相当于1毫升正常人新鲜血浆内平均的活性。每瓶内含200单位，每千克体重注入1单位的因子Ⅷ，可使体内因子Ⅷ的活性升高2%，但注入每1单位因子Ⅸ仅提高活性0.5%～1%。因子Ⅷ及因子Ⅸ在循环中的半衰期短，必须每12小时补充1次，以维持较高因子水平，控制出血。

（4）凝血酶原复合物（PPSB）：每瓶200单位，相当于200毫升血浆中含有的因子Ⅸ，适用于血友病B。

（5）重组人凝血因子Ⅷ的替代治疗：优点是不受病毒污染，药代动力学试验表明其与血浆因子Ⅷ的生物半寿期极其相似，从1987年始，已试用于临床，与血浆因子Ⅷ作用相同，亦无明显的毒副作用。

3. 外科治疗　　对表面创伤、鼻或口腔出血可局部压迫止血，或用纤维蛋白泡沫、吸收性明胶海绵蘸组织凝血活酶或凝血酶敷于伤口处。早期关节出血者，宜卧床休息，并用夹板固定肢体，放于功能位置；亦可用局部冷敷，并用弹力绷带缠扎。关节出血停止、肿痛消失时,可做适当体疗,以防止关节畸形,严重关节畸形可用手术矫形治疗。

4. 基因疗法　　目前替代治疗是血友病的主要治疗手段,由于其价格昂贵及可传播疾病等原因,难以成为患者预防治疗的选择。因此,通过基因转导的方法,将正常的因子Ⅷ、因子Ⅸ基因导入患者体内,纠正遗传性基因缺陷,以持久地产生可满足止血需要的正常因子Ⅷ、因子Ⅸ,这种治疗方法将为血友病的治疗带来新希望。目前,已经有几项血友病A及血友病B基因治疗方法进入临床试验阶段。不过,基因治疗目前还有太多需要研究的问题,能否真正实现临床治愈还需要很长的研究历程,并且鉴于安全性担忧,FDA等也要求上市前临床观察期尽量延长。尽管如此,考虑到目前基因治疗如此火热,只要其中任何一家实现突破,都将为人类对抗血友病带来巨大的成功。

5. 家庭治疗　　因该病为终身性疾病,而发病时常较重,所以家庭内的预防和护理对于患者的预后和日常生活质量有着非同寻常的意义。

(1)克服对打针的恐惧感。

(2)出血的预防和护理。特别注意避免创伤,家庭内部做好各种安全防范,尽量避免使用锐器,如针、剪、刀等。

平时在无出血的情况下,做适当的运动,对减少该病复发有利。关节出血时,应卧床,限制运动,可局部冷敷和用弹力绷带缠扎。关节出血停止,肿痛消失后,可做适当的关节活动,以防长时间关节固定造成畸形和僵硬。

(3)出血量较大导致贫血者,要加强贫血的护理。

❤ **预后**

无法根治,只能采取各种方式预防损伤出血,以防复发。

药 物 治 疗

治疗目标

积极替代治疗,控制重要脏器(如颅内、腹腔等)的急性出血,减少致命性并发症发生。控制关节或肌肉的反复出血,减少关节畸形及致残的发生,增强肌力、使功能最大化。重度血友病患者或者反复出血者,尽早接受预防性治疗,减少出血次数及防止抑制物的产生。

常用药物

血友病的常用治疗药物见表1。

联合用药注意事项

1. 1-去氨基-8-D-精氨酸加压素(DDAVP)　超量会增加水潴留和低钠血症的危险性。对低钠血症的处理因人而异。吲哚美辛可能会加强患者对1-去氨基-8-D-精氨酸加压素的反应,但不会延长其作用的时间,该作用可能没有任何临床意义。一些已知可释放抗利尿激素的物质,如三环抗抑郁药、氯丙嗪和卡马西平,会增强抗利尿作用,增加水潴留的危险性。

2. 解热、镇痛药　选择药物时需注意避免该类药物的两种不良反应而导致出血倾向加重。① 抑制血小板的凝血功能。② 胃肠刺激较大而导致胃肠出血机会增加。血友病患者及家庭成员尤其须牢记该类药物中避免使用的药物品种及复方制剂。

1) 阿司匹林(Aspirin,乙酰水杨酸)　抑制血小板聚集,且对胃有刺激作用,禁忌。

表 1　血友病的常用治疗药物

常用药物	适应证	禁忌证	服用时间	不良反应	储存条件
1-去氨基-8-D-精氨酸加压素	中枢性尿崩症、夜间遗尿及血友病	① 习惯性即精神性烦渴症者；② 不稳定性心功能不全者；③ 代偿失调的心功能不全者；④ ⅡB型血管性血友病的患者；⑤ 需服用利尿剂的其他疾病患者	① 常见不良反应为头痛，高剂量时可引起疲劳。② 循环系统：高剂量时可引起血压一过性降低及反射性心动过速；给药时面部潮红。③ 肠胃系统：胃痛及恶心	密封，在 2～8℃暗处保存
氨甲环酸	急、慢性或局限性、全身性原发性纤维蛋白溶解亢进所致的各种出血	对本品过敏者禁用		偶有药物过量所致颅内血栓形成和出血；尚有腹泻、恶心及呕吐	密闭，凉暗处避光保存
重组人凝血因子Ⅷ	血友病A患者出血的控制和预防	对该药过敏者禁用	根据患者临床反应调整给药	可能发生变态反应过型超敏反应（荨麻疹、全身性荨麻疹、胸部压迫感、喘鸣、低血压、过敏性反应）	干2～8℃遮光、密封保存，禁止冷冻
糖皮质激素	用于过敏性紫癜皮肤症状、胃肠道症状、腹痛及关节痛的缓解	① 肾上腺皮质激素类药物过敏者禁用；② 高血压、血栓症、消化性溃疡、精神病、电解质代谢异常、心肌梗死、内脏手术、青光眼等患者以及真菌和病毒感染者不宜使用	早餐后顿服	可见感染、消化性溃疡、高血压、糖尿病、骨质疏松、肌肉萎缩、伤口愈合迟缓、白内障等	遮光、密封保存
肾上腺色腙	适用于因毛细血管损伤及通透性增加所致的出血	① 对水杨酸过敏者禁用；② 有癫痫史及精神病史的患者慎用		长期使用该药可产生水杨酸样反应，如恶心、呕吐、头晕、耳鸣、视力减退等，对癫痫患者可引起异常脑电活动	遮光、密封保存

2）其他　　氨基比林、安乃近等较常引致粒细胞减少，非那西丁可引致肾损害，即使对于正常人亦主张避免使用这些较早期的解热镇痛药。

3. **糖皮质激素（甾体类激素）**　　如泼尼松、地塞米松等，因大量或稍长时间使用可引起应激性溃疡，需在医师指导下使用，并配合胃保护剂（硫糖铝、蒙脱石散）等。可使用于严重过敏反应（如输血反应），产生因子Ⅷ抗体者的免疫耐受治疗等情形的短暂应用。

❧ 特殊人群用药指导

1. **儿童用药指导**　　儿童如使用泼尼松、甲泼尼龙、地塞米松，须十分慎重，因激素可抑制患儿的生长和发育，如确有必要使用时，应使用短效或中效制剂，避免使用长效地塞米松制剂，尽量短期使用，密切观察，预防患儿不良反应的发生。

重组人凝血因子Ⅷ在既往接受过治疗的6岁以下患儿中的研究正在进行中。

儿童小于5岁肾上腺色腙剂量减半，大于5岁同成人。

2. **妊娠期及哺乳期妇女用药指导**　　妊娠期妇女使用泼尼松、甲泼尼龙、地塞米松，会使胎盘功能不全、新生儿体重减少或增加死胎的发生率，动物实验有致畸作用，应权衡利弊使用。

重组人凝血因子Ⅷ对哺乳期妇女的影响尚不清楚，只有在有明确指征时才能在妊娠期和哺乳期女性中使用本品。

3. **老年人用药指导**　　老年患者使用泼尼松、甲泼尼龙、地塞米松治疗时，应密切监测血糖、血压等，预防骨质疏松的发生。

重组人凝血因子Ⅷ在老年人中应个体化使用。

用药案例解析

案·例·1

病史：患者，女性30岁，因1年前身体总无故出现淤斑来医院就诊，1年前诊断为血友病A后定期静脉注射凝血因子Ⅷ，每12小时1次，联合用药去氨加压素和达那唑，近来因感冒自行服用阿司匹林等感冒药，出现胃痛、黑便等症状来院就诊。

解析：血友病治疗原则首先是控制出血，减少致命性并发症发生。但在感冒发热患者需要使用必需的药物进行治疗时，患者需要考虑到药物的两种作用机制，由于阿司匹林对血小板的抑制作用，可能增加出血的风险，如胃肠道出血。所以患者不得擅自服用药物，应立即停用阿司匹林，并听从医师的安排用药。

案·例·2

病史：患者，男性6岁，因日常轻微磕碰皮肤淤血，或小伤口久未愈合就诊，诊断血友病A。医师予以替代治疗补充凝血因子Ⅷ，每12小时1次。患者家属咨询日常如何护理、用药。

解析：患儿自幼需加强护理，避免外伤及肌内注射，避免使用阿司匹林及其他影响血小板聚集的药物。皮肤外伤，鼻、齿龈出血可局部压迫止血，局部冷敷。出血时尽早实施因子治疗，以防止大血肿的形成、畸形或残疾的发生。家长可给孩子穿戴护膝，平时多加留意，以防磕碰摔伤出血。

温馨提示

（1）血友病是遗传性疾病，需终身治疗，应预防出血的发生。日常生活中不要过度负重或进行剧烈的接触性运动（拳击、足球、篮球）。

（2）口服药中应注意不用或慎用对胃肠道有刺激的药物以防消化道出血，不用影响凝血功能的药物如阿司匹林。

（3）当有活动性关节出血时应适当限制活动，关节部位应完全休息，并将肢体置于舒适与功能性的位置，可用冰敷（但切不可用热敷或理疗，以免加重出血）。

用药常见问题解析

Q1 服用维生素K对血友病有效吗？

答： 根据血友病的类型不同，维生素K的效果不同。肝脏在合成凝血因子 Ⅱ、Ⅶ、Ⅸ、Ⅹ 时需要维生素K的帮助，因此因子 Ⅱ、Ⅶ、Ⅸ、Ⅹ 叫维生素K依赖因子，同理，维生素K提高的只是因子 Ⅱ、Ⅶ、Ⅸ、Ⅹ。但多数人并不缺乏维生素K，如血友病C的患者，应用后也不会明显提高，只有对维生素K缺乏的患者应用才有明显的止血作用。

Q2 血友病抗体产生和人体的免疫系统有关，那么是不是那些可以提高免疫力的食品和药品就不能用了呢？过敏性体质的人是不是就更容易产生抗体了呢？

答： 血友病抗体的产生是和身体的免疫系统有关，减少接触异性抗原，对血友病患者来说，减少人类血制品的输注是唯一的预防方法。抗体产生后可用激素类药物、大剂量丙种球蛋白冲击、血浆交换等方法可以减少、去除抗体、减少抗原-抗体的作用。

Q3 血友病A患者需要止痛或退热的时候该用什么药？什么药是禁用的？或者用哪些药可以代替？

答： 阿司匹林类和非甾体类解热镇痛药可影响血小板的功能，加重出血，关键是及时地使用因子Ⅷ浓缩制剂，止血后疼痛可缓解。如疼痛难忍，可使用其他止痛药，如曲马多。实际上发热时应用物理降温的方法（如冷水浴、冰枕、酒精浴）效果比药物降温更好、更安全。

Q4 患儿脸色发黄，体较弱。有没有血友病患儿服用的补血药品？

答： 首先要明确是否是血友病，如果明确后，第一是要看贫血的程度，如果血红蛋白小于70克/升，会影响到孩子的生长发育，要适当输血提高到血红蛋白大于70克/升；第二是看出血的速度，急性大量出血需要迅速输血挽救生命，慢性长期少量失血需要补铁；第三是控制继续出血，如针对病因输注因子。

Q5 血友病A重度者不流血只是碰一下的话就出现紫斑并且需要好长时间才能消掉，请问一下多长时间输一次因子Ⅷ呢？

答： 如果想进行血友病预防性治疗（即定期间隔输因子Ⅷ，预防出血）是每周2次，每次200~300单位。如果是出血严重，就是在急性出血的早期输即可。

Q6 请问如果长期使用冻干人凝血因子Ⅷ是否有依赖性？

答： 血友病A患者本身就缺乏因子Ⅷ，同其他人不同的地方就是没有凝血因子Ⅷ而容易出血，在出血时补充了该因子就可以止血。没有类似于哌替啶等这类药品的成瘾性和依赖性可言。

Q7 凝血因子Ⅷ注射用水选择生理盐水和5%葡萄糖溶液哪个更好一些？

答： 建议使用生理盐水或注射用水。

Q8 血友病患者有什么止疼药可以吃？

答： 根据疼痛程度有很多种选择。弱：解热镇痛药；中：弱阿片类药，如曲马多；强：强阿片类药，如吗啡/哌替啶。后两种需要在医师的指导下使用。但是出血后最佳的止痛方式就是输因子。

Q9 孩子鼻出血，在没凝血因子Ⅷ时，服用维生素B_1、维生素B_{12}有效果吗？

答： 没有。

Q10 在使用凝血因子Ⅷ时，口服或打点滴的方式使用抗炎药，会不会影响凝血因子Ⅷ的疗效？

答： 一般来讲没有影响。

Q11 达那唑、糖皮质激素之类的药物对血友病有什么治疗作用？

答： 达那唑是雄激素，对血小板减少有一定作用，对血友病没有作用，糖皮质激素在一定程度上有减少炎症、减轻出血的作用,可以用于血友病的急性出血期和慢性消炎期。

Q12 如果不用凝血因子Ⅷ的情况下,用什么止血药最好呢?

答: 凝血因子是血友病患者解决出血、疼痛的最好的药物,其他药物有去氨加压素、抗纤溶药物、局部血凝酶等可以帮助止血,但是不同凝血因子一起使用疗效有限,而且要在医师的指导下使用。

Q13 服用氨甲环酸对血友病患者有没有效果?

答: 不建议经常服用,在皮肤黏膜出血时有用,其他出血要慎用。

班勇智

疾病二　缺铁性贫血

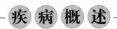

疾病概述

概述

缺铁性贫血（iron deficiency anemia, IDA）是体内贮存铁缺乏，影响血红蛋白（Hb）合成所引起的贫血，其特点是骨髓、肝、脾等器官组织中缺乏可染色铁，血清铁浓度、运铁蛋白饱和度和血清铁蛋白降低，典型的呈小细胞低色素性贫血。

铁缺乏症（iron deficiency, ID）是体内长期铁负平衡的结果，最初引起体内贮存铁耗尽，继之红细胞内发生缺铁，称为缺铁性红细胞生成（iron deficient erythropoiesis, IDE），最后才发生缺铁性贫血（iron deficiency anemia, IDA）。

本症是最常见的营养素缺乏症，至今仍是全世界各国普遍而重要的一个健康问题，尤其是发展中国家。其高危人群为妇女、婴幼儿和儿童。据复旦大学各附属医院流行病调查，ID的患病率：6个月～2岁婴幼儿达75.0%～82.5%，育龄妇女为43.32%，妊娠3个月以上妇女为66.27%，10～17岁青少年为13.17%；以上人群IDA的患病率分别为33.8%～45.7%、11.39%、19.28%及9.84%。

🍂 发病原因

多种原因可致铁缺乏，而形成缺铁性贫血。

1. 摄入不足　　多见于婴幼儿、青少年、妊娠期和哺乳期妇女。常因偏食、饮食结构、生理等因素造成体内铁缺乏。

2. 慢性失血　　胃肠道出血、钩虫病、痔疮、胃肠肿瘤、月经过多、慢性溶血性疾病、多次献血等。

3. 吸收障碍　　胃大部切除术后、慢性腹泻等。

男性和绝经后妇女缺铁性贫血的最常见的原因是胃肠道出血，请注意潜在的肿瘤。

🍂 临床表现

1. 一般表现　　疲乏无力、面色苍白、心悸气促、头晕眼花、食欲缺乏、腹胀、水肿，症状常与贫血的严重程度相关。严重贫血者有视网膜出血或渗出。

2. 组织缺铁表现　　黏膜组织变化导致舌炎、口角炎，缺铁性吞咽困难或称 Plummer-Vinson 征，皮肤干燥，毛发无光泽、易断，指甲条纹隆起、反甲。

3. 神经、精神系统异常　　可见末梢神经炎，严重者可出现颅内压增高，视盘水肿。一些患者可有嗜异食癖，如泥土、淀粉、冰。小儿可表现为易怒、兴奋、烦躁、多动等。

4. 缺铁原发病的表现　　如消化性溃疡、肿瘤导致的黑便、血便、腹部不适等。

🍂 治疗选择

1. 病因治疗　　营养不足引起的 IDA，应改善饮食；胃、十二指肠溃疡伴慢性失血或胃癌所致的 IDA 应在检查后，手术根治；

月经过多引起IDA，应调理月经。

2. 补铁治疗　首选口服补铁。若口服铁剂不能耐受或吸收障碍，可用右旋糖酐铁肌内注射。

预后

单纯营养不足者，易恢复正常。继发于其他疾病者，取决于原发病能否根治。

药 物 治 疗

治疗目标

临床症状消失，血红蛋白和铁指标恢复到正常水平。

常用药物

缺铁性贫血常用治疗药物见表2。

联合用药注意事项

口服铁剂可以在餐中或餐后服用，铁剂忌与茶同服，与磷酸盐类、四环素类及鞣酸等同服，可妨碍铁的吸收。此外，铁剂可减少左旋多巴、卡比多巴、甲基多巴及喹诺酮类药物的吸收。

特殊人群用药指导

儿童必须在成人监护下使用，妊娠期妇女、哺乳期妇女可补充铁剂。

表2　缺铁性贫血的常用治疗药物

常用药物	适应证	禁忌证	服用时间	不良反应	储存条件
硫酸亚铁片	用于各种原因引起的慢性失血、营养不良、妊娠、儿童发育期等引起的缺铁性贫血	①肝肾功能严重损害者,尤其是伴有未经治疗的尿路感染者禁用;②铁负荷过高、血色病或含铁血黄素沉着症患者禁用;③非缺铁性贫血(如地中海贫血)患者禁用;④酒精中毒、肝炎、急性感染、肠道炎症、胰腺炎等患者慎用	餐后	①可见胃肠道不良反应,如恶心、呕吐,上腹疼痛,便秘;②本品可减少肠蠕动,引起便秘,并排黑便	遮光、密封保存
琥珀酸亚铁片	用于缺铁性贫血的预防和治疗	①血色病或含铁血黄素沉着症及其他非缺铁的贫血(如地中海贫血),肝肾功能严重损害者禁用;②服用忌茶,以免鞣质沉淀	餐后	个别患者出现食欲减退、恶心、呕吐,轻度腹泻或便秘等,可适当减少用量或停药	密封保存
右旋糖酐铁片	用于明确原因的慢性失血、营养不良、妊娠、儿童发育期等引起的缺铁性贫血	①对铁剂过敏者禁用;②十二指肠溃疡、溃疡性结肠炎患者及严重肝肾功能障碍者禁用	餐后	可见胃肠道不良反应,如恶心、呕吐、上腹部疼痛等。本品可减少肠蠕动而引起便秘,并排黑便	密封保存
多糖铁复合物	用于治疗单纯性缺铁性贫血	血色病或含铁血黄素沉着症及含铁血黄素沉着症患者禁用此药	餐后	极少出现胃肠刺激或便秘	密封保存

用药案例解析

案·例·1

病史： 患者，女性46岁，因面色苍白、头晕、乏力1年余，1年前诊断为缺铁性贫血后服用硫酸亚铁片300毫克，每天1次，2个月后血红蛋白恢复119克/升后遂自行停药，近1个月余再次出现头晕、乏力，考虑缺铁性贫血未纠正。

解析： 缺铁性贫血治疗原则首先是去除病因，在去除病因的情况下需补充足够的铁直到恢复正常的铁贮存量。口服铁剂纠正贫血治疗一般有效的情况下需要治疗2个月左右，血红蛋白恢复正常。贫血纠正后至少再需要继续治疗3个月以补充贮存铁，否则易复发。

案·例·2

病史： 患者，女性26岁，妊娠21+4周，脸色苍白、乏力、头晕2个月余诊断为缺铁性贫血，医师予以琥珀酸亚铁0.2克口服，每天1次。该妊娠期妇女担心服用该药会对胎儿产生影响，以及想了解如何正确服用铁剂。

解析： 琥珀酸亚铁是补充机体所需的铁剂，在正确的用法用量下妊娠期妇女是可以安全使用的。在服用琥珀酸亚铁时为减少不良反应的发生建议在饭后半小时服用。同时服用铁剂时忌与其他药物、茶、咖啡、牛奶及碳酸饮料等同服，以免抑制铁剂的吸收。服药2个月后复查血红蛋白评估疗效，治疗至血红蛋白（Hb）恢复正常后，应继续口服铁剂

3～6个月或至产后3个月。同时，在日常改善饮食，进食富含铁的食物如红色肉类、鱼类及禽类等。

温馨提示

（1）用于日常补铁时，应采用预防量。

（2）治疗剂量不得长期使用，应在医师确诊为缺铁性贫血后使用，且治疗期间应定期检查血象和血清铁水平。

（3）下列情况慎用：酒精中毒、肝炎、急性感染、肠道炎症、胰腺炎、胃与十二指肠溃疡、溃疡性肠炎。

（4）本品不应与浓茶同服。

（5）本品宜在饭后或饭时服用，以减轻胃部刺激。

（6）如服用过量或出现严重不良反应，应立即就医。

（7）对本品过敏者禁用，过敏体质者慎用。

（8）请将本品放在儿童不能接触的地方。儿童必须在成人监护下使用。

用 药 常 见 问 题 解 析

Q1 依据什么选择注射铁剂呢？

答： 应用注射铁剂的患者仅限于不能耐受口服铁剂，如有溃疡性结肠炎等消化道疾病，口服铁剂要加重症状者，胃肠道铁吸收障碍者及不易控制的慢性失血，失血速度快于口服铁剂的补偿率；长期血透不能维持铁平衡或有功能性缺铁患者（如慢性肾衰竭贫血及慢性病贫血）同时应用红细胞生成素治疗者。

Q2 补铁药物是在饭前还是饭后服用?

答: 补铁的药物对于胃黏膜是有一定的刺激的,建议在饭后服用药物。

Q3 铁剂需要和维生素C一起服用吗?

答: 主要是亚铁可以很好吸收,维生素C是强氧化剂可以促进铁吸收,一般建议铁剂和维生素C联合使用。

Q4 缺铁性贫血平时饮食上要注意些什么?

答: ① 供给含铁丰富的食物;② 供给高蛋白质饮食,促进铁的吸收和合成血红蛋白;③ 供给含维生素C高的食物(维生素食品),使三价铁还原为易吸收的二价铁(铁食品);④ 纠正不良的饮食习惯,克服长期偏食素食(素食食品)等不良习惯。

Q5 妊娠期间服用铁剂会对胎儿有影响吗?

答: 补铁剂不会影响到胎儿的,大便呈黑色也属正常,是加铁剂导致的,停药后自然不见。相反,假如妊娠期妇女贫血,反而会影响胎儿发育,以及对今后分娩产生影响,建议坚持服用药物,定期检测血常规。

Q6 铁剂需要服用多久?

答: 缺铁性贫血补铁治疗首选口服铁剂,通常在服用2周后血红蛋白浓度上升,一般2个月左右恢复正常,而铁剂治疗应在血红蛋白恢复正常后继续服用至少4～6个月,待铁蛋白正常后再停药,同时应针对引起缺铁的原发病积极地治疗。

Q7 补铁时,生活上要注意些什么?

答： 充分的休息可减少氧的消耗,活动量以患者不感到疲劳、不加重病情为度,待病情好转后逐渐增加活动量。重度贫血伴缺氧症状,应注意：① 卧床休息,减少心脏负荷；② 吸氧。

Q8 注射铁剂时,有哪些注意事项?

答： ① 遵医嘱严格掌握注射剂量,以免剂量过大致铁中毒。② 选择注射部位和方法。采用深部肌内注射,应经常更换注射部位,避免硬结形成,必要时行局部热敷。注射时避免药液外溢,以免皮肤染色。③ 观察注射铁剂的不良反应。

Q9 口服铁剂如何护理?

答： ① 空腹时服用铁剂吸收较好,但有消化道疾病或胃肠道反应者应于进餐时或餐后服用。② 避免与牛奶、茶水同服,以免影响铁的吸收。③ 口服液体铁剂时需用吸管,避免牙齿染色。④ 口服铁剂期间,大便可呈黑色,原因是铁与肠道内硫化氢作用生成黑色的硫化铁。

Q10 儿童误服1克以上铁剂急性中毒了怎么办?

答： 尽快去医院就医,以磷酸盐或碳酸盐洗胃。解毒剂为去铁胺(灌胃或肌注)。

朱　娜　刘丽娜　班勇智

疾病三　巨幼细胞贫血

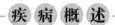

疾病概述

概述

维生素 B_{12} 和叶酸是人体细胞脱氧核糖核酸（DNA）合成所必需的物质，主要由食物中摄取。由叶酸或维生素 B_{12} 缺乏或一些影响核苷酸代谢的药物导致细胞脱氧核糖核酸合成障碍所导致的贫血，称巨幼细胞贫血（megaloblastic anemia, MA）。因细胞核发育障碍，细胞分裂减慢，核浆发育不平衡，骨髓和外周血细胞体积增加呈巨幼样变，细胞的形态和功能均不正常。此种异常改变可累及红细胞、粒细胞及巨核细胞3系，这类细胞未发育成熟就在髓腔内被破坏，为无效生成。

根据缺乏物质的种类，该病可分为单纯叶酸缺乏性贫血、单纯维生素 B_{12} 缺乏性贫血及叶酸和维生素 B_{12} 同时缺乏性贫血。

当机体缺乏维生素 B_{12} 和叶酸时，DNA合成减少，使红细胞的分裂和增殖时间延长，红细胞核发育落后于细胞浆。因其胞浆的血红蛋白合成不受影响，致使红细胞的胞体变大，形成巨幼红细胞。由于红细胞生成速度变慢，且异形红细胞在骨髓中易遭受破坏，成熟红细胞寿命也较短，故引起营养性巨幼红细胞贫血。此病在我国北方农村婴儿较多见,但近年发病数明显下降。而在欧美,维生素B_{12}缺乏或有内因子抗体者多见。

🍑 发病原因

1. **叶酸缺乏**　① 摄入不足:主要原因是食物加工不当,如烹调时间过长或温度过高,破坏大量叶酸;婴幼儿未及时添加辅食,偏食,缺少富含叶酸的蔬菜、肉蛋类食物等。② 需要量增加:主要是生长期的婴儿和儿童、妊娠期和哺乳期妇女需要量增加而未及时补充;甲状腺功能亢进症、慢性感染、肿瘤等消耗性疾病患者,叶酸的需要量也增加。③ 吸收障碍:见于腹泻、吸收不良综合征、小肠炎症、肿瘤和手术及某些药物(抗癫痫药物、柳氮磺吡啶)、乙醇等影响叶酸的吸收。④ 利用障碍:叶酸拮抗剂的应用如甲氨蝶呤、甲氧苄啶、氨苯喋啶、氨基蝶呤和乙胺嘧啶等均可干扰叶酸的利用;一些先天性酶缺陷(甲基FH_4转移酶、N_5,N_{10}-甲烯基FH_4还原酶、FH_2还原酶和亚氨甲基转移酶)可影响叶酸的利用。⑤ 叶酸排出增加:血液透析、酗酒可增加叶酸排出。

2. **维生素B_{12}缺乏**

(1)摄入不足:人体内维生素B_{12}贮量为2～5毫克,人的日消耗量仅1微克,完全素食者,需经3～10年以上才能耗尽体内的贮量而致维生素B_{12}缺乏。

(2)吸收障碍:这是维生素B_{12}缺乏最常见的原因。可见于:① 内因子缺乏,如恶性贫血、胃切除、胃黏膜萎缩等;② 胃酸和胃蛋白酶缺乏;③ 胰蛋白酶缺乏;④ 肠道疾病;⑤ 先天性内因子缺乏或维生素B_{12}吸收障碍;⑥ 药物(对氨基水杨酸、新霉素、二甲双胍、秋水仙碱和苯乙双胍等)影响;⑦ 肠道寄生虫(如阔节裂头绦虫病)或细菌大量繁殖可消耗维生素B_{12}。

（3）利用障碍：先天性转钴蛋白Ⅱ缺乏引起维生素B_{12}输送障碍；麻醉药氧化亚氮可将钴胺氧化而抑制甲硫氨酸合成酶。

🍎临床表现

1. **血液系统表现**　　起病缓慢，常有面色苍白、乏力、耐力下降、头昏、心悸等贫血症状。重者全血细胞减少，反复感染和出血。由于肝脏可储存一定量的维生素B_{12}，因而发病较晚，新生儿出生6个月后发病。婴儿患者在神经症状出现以前，常不被家长注意。贫血的表现主要为皮肤呈蜡黄色，可有轻度黄疸，睑结膜、口唇、指甲等处明显苍白。颜面多呈虚胖或轻度水肿，头发细黄且稀疏。少数病例有皮肤出血点，肝脾一般呈轻度肿大，其中肝脏肿大较为多见。

2. **消化系统表现**　　出现较早，如厌食、恶心、呕吐、腹泻、舌面光滑、舌下正对中门齿处发生溃疡。口腔黏膜、舌乳头萎缩，舌面呈"牛肉样舌"，可伴舌痛。胃肠道黏膜萎缩可引起食欲缺乏、恶心、腹胀、腹泻或便秘。

3. **神经系统表现和精神症状**　　因脊髓侧束和后束有亚急性联合变性，可出现对称性远端肢体麻木，深感觉障碍如振动感和运动感消失；共济失调或步态不稳；锥体束征阳性、肌张力增加、腱反射亢进。患者味觉、嗅觉降低，视力下降，黑矇征；重者可有大、小便失禁。叶酸缺乏者有易怒、妄想等精神症状。维生素B_{12}缺乏者有抑郁、失眠、记忆力下降、谵妄、幻觉、妄想，甚至精神错乱、人格变态等。神经系统症状一般皆由维生素B_{12}缺乏所致，叶酸缺乏常不发生神经系统症状。

4. **循环系统表现**　　心前区听到功能性收缩期杂音，心脏扩大，易并发心功能不全。

🍂 治疗选择

1. 健康教育　　纠正偏食习惯,适当进食动物蛋白质;纠正不正确的烹调习惯,如蔬菜不宜过度烹煮以防叶酸流失。改善哺乳母亲的营养;及时给婴儿添加辅食;对年长儿要注意饮食均衡,纠正偏食习惯;去除影响维生素B_{12}和叶酸吸收的因素,治疗肠道疾病和合理用药。

2. 治疗原发病,去除病因　　有原发病(如胃肠道疾病、自身免疫病等)的巨幼细胞贫血,应积极治疗原发病;用药后继发的巨幼细胞贫血,应酌情停药。

3. 补充缺乏的营养物质

(1)叶酸缺乏:口服叶酸,每次5～10毫克,每天2～3次,用至贫血表现完全消失。若无原发病,不需维持治疗;如同时有维生素B_{12}缺乏,则需同时注射维生素B_{12},否则可加重神经系统损伤。

(2)维生素B_{12}缺乏:肌注维生素B_{12},每次500微克,每周2次;无维生素B_{12}吸收障碍者可口服维生素B_{12}片剂500微克,每天1次;若有神经系统表现,治疗维持半年到1年;恶性贫血患者,治疗维持终生。单纯缺乏维生素B_{12}时,开始治疗时不宜加用叶酸治疗,以免加剧精神神经症状,但对维生素B_{12}治疗反应较差者可加用叶酸治疗。

🍂 预后

多数患者预后良好,去除病因多可治好;原发病不同,疗程不一。

——— 药 物 治 疗 ———

🍂 治疗目标

临床症状消失,血红蛋白、血清叶酸和维生素恢复到正常水平。

🐾 常用药物

表3　巨幼细胞贫血常用治疗药物

常用药物	适应证	禁忌证	服用时间	不良反应	储存条件
叶酸	用于预防和治疗叶酸缺乏所致的巨幼细胞贫血	维生素B_{12}缺乏引起的巨幼细胞贫血不能单用叶酸治疗	均可	肾功能正常的患者很少发生中毒反应,偶有过敏反应。长期服用可出现胃肠道反应,如食欲减退、恶心、腹胀等	密封,在干燥处保存
维生素B_{12}	①缺乏维生素B_{12}引起的巨幼细胞贫血;②用于恶性贫血或全胃切除患者	尚不明确	均可	偶见低钾血症及高尿酸血症。在开始治疗巨幼细胞贫血的48小时内,患者可能出现严重的低血钾。大剂量应用可能导致痤疮。长期应用可出现缺铁性贫血。恶性贫血患者应用本品可发生轻度红细胞增多症及末梢血管血栓形成	遮光、密封,在阴凉干燥处保存

🐾 联合用药注意事项

表4　与叶酸联用药物

与叶酸联用药物	与叶酸联用结果	作用类型
磺胺类抗生素	复方新诺明可降低或消除本品治疗巨幼细胞贫血的疗效;本品可降低磺胺类抗生素的抗菌作用,两者不宜联用	×
口服避孕药	可抑制本品吸收,降低本品生物利用度	—
阿司匹林	可抑制本品吸收,降低本品生物利用度	—
维生素B_{12}	本品需与维生素B_{12}联用治疗恶性贫血,不宜单独应用	√
维生素C	可抑制本品在胃肠中的吸收,两者不宜联用	×

（续表）

与叶酸联用药物	与叶酸联用结果	作用类型
苯巴比妥	可使叶酸吸收不良或改变叶酸代谢，发生叶酸缺乏症；本品可使苯巴比妥的抗癫痫作用减弱，并使敏感患者发作次数增加	×
乙醇	其肝毒性可使叶酸的肝肠循环发生障碍，引起叶酸缺乏症	—

注：×：不可以联合用药；√：可以联合用药；—：不适宜联合用药。

表5　与维生素B$_{12}$联用药物

与维生素B$_{12}$联用药物	与维生素B$_{12}$联用结果	作用类型
氨基糖苷类抗生素	可减少本品的肠道吸收	—
抗肿瘤药	可减少本品的吸收，减弱本品的抗贫血作用	—
铁制剂	是本品的稳定剂，亦可拮抗维生素C对本品的破坏作用；但大剂量铁制剂亦可破坏本品	±
奥美拉唑	可影响本品的吸收，引起维生素B$_{12}$缺乏症，长期应用奥美拉唑时应补充本品	—
苯巴比妥	可与苯妥英钠联用治疗三叉神经痛。但苯妥英钠可减少本品的肠道吸收	±
对氨基水杨酸	可影响本品自胃肠道的吸收，减弱本品作用	—
多黏菌素B	可阻碍本品在胃肠道的吸收，降低本品生物利用度	—
活性炭	可在胃肠道吸附本品，减少本品吸收，降低本品生物利用度	—
雷尼替丁	可影响本品的吸收，导致维生素B$_{12}$缺乏症，故长期应用时应补充本品	—
氯化钾	可影响本品自胃肠道的吸收，减弱本品作用	—
氯霉素	抑制骨髓造血功能，可拮抗本品的抗贫血作用	×
秋水仙碱	可减少本品的肠道吸收	—
维生素C	可破坏本品，两者联用时应间隔2～3小时	×

（续表）

与维生素B₁₂联用药物	与维生素B₁₂联用结果	作用类型
乌梅	可减低本品生物利用度,两者联用时应间隔2~3小时	—
新霉素	可阻碍本品在胃肠道的吸收,降低本品生物利用度	—
叶酸	两者联用治疗巨幼细胞贫血有协同作用	√
硝普钠	本品可解除硝普钠的类氰化物中毒样反应	√

注:×,不可以联合用药;√,可以联合用药;—,不适宜联合用药;±,可以联合用药,但须权衡利弊。

🍀 特殊人群用药指导

1. **儿童用药指导**　　口服,每次5毫克,每天3次,或每天5~15毫克,分3次服用。

2. **妊娠期及哺乳期妇女用药指导**　　妊娠期叶酸和维生素B₆的需求增加50%,维生素A增加60%,维生素C、维生素PP、维生素B₂和维生素B₁₂增加30%。B族维生素可预防唇腭裂发生,但不能长期、过量服用。过量服用可导致泌尿生殖道畸形、小眼小耳症等。妊娠前3个月和妊娠早期每天补充叶酸0.4毫克,可有效预防神经管畸形的发生。预防叶酸缺乏,每次补充叶酸0.4毫克,每天1次。

🍀 用药案例解析

　　病史:患者,女性62岁,全血细胞减少,食欲缺乏,腹泻,腹胀,舌质红,下肢对称性深度感觉或振动感消失,平衡失调，精神忧郁，查体：体温36.5℃，心率80次/分，呼吸22次/分，血压128/75毫米汞柱；中度贫血貌，肝、脾无肿大。实验室检查：白细胞3.0×10^9个/升，红细胞2.0×10^{12}个/升，血红蛋白82克/升，血小板80×10^9个/升，平均红细胞体积110飞升(fL)，平均红细胞血红蛋白含量35皮克，总胆红素44微摩尔/升，间接胆红素38微摩尔/升，网织红细胞百分比2%，网织红细胞绝对数88×10^9个/升，叶酸3.2纳摩尔/升，维生素B_{12} 125.5皮克/毫升。骨髓检查，粒红巨三系可见巨幼变。诊断：巨幼细胞贫血。患者使用叶酸片10毫克，口服，一天3次，维生素B_{12} 500微克，肌内注射，一天1次，氯化钾溶释片0.5克，口服，一天3次，使用10～15天。

解析：巨幼细胞贫血有显著的年龄特征，多发生于老年患者，老年贫血患者的病因主要为造血原料不足（铁、维生素B_{12}、叶酸缺乏），引起造血原料不足的病因对于老年人而言可为摄入不足、吸收障碍及丢失过多3个方面，主要与中老年人胃肠道疾病多发而影响维生素B_{12}和（或）叶酸的摄入而发生巨幼细胞贫血有关。维生素B_{12}及叶酸主要存在于新鲜蔬菜、肉类、动物肝脏及鸡蛋食品中。

治疗中要维生素B_{12}、叶酸同时使用，防止神经症状加重。治疗一般要求10天以上，达到血红蛋白大致正常后尚需继续补充维生素B_{12}、叶酸，同时要注意补钾。因为在贫血恢复的过程中，大量血钾进入新生成的细胞内，会突然出现低钾血症，对老年患者和有心血管疾患、食欲缺乏者应特别注意及时补充钾盐。

案·例·2

病史：患者，女性32岁。因面色苍白、乏力、消瘦4个月入院。检查全血细胞减少，4个月来体重下降10千克。查体：体温36℃，心率94次/分，呼吸19次/分，血压140/80毫米汞柱；营养中等，中度贫血貌，结膜苍白，巩膜无黄染，肝、脾无肿大。实验室检查：白细胞2.6×10^9个/升，红细胞1.54×10^{12}个/升，血红蛋白43克/升，血小板41×10^9个/升，平均红细胞体积138.2飞升，平均红细胞血红蛋白含量44.2皮克，网织红细胞绝对数18×10^9个/升，叶酸5.5皮克/升，维生素B_{12} 35.5纳克/升，铁蛋白572.60微克/升。总胆红素44微摩尔/升，间接胆红素38微摩尔/升。诊断为巨幼细胞贫血。

解析：近年来在临床中发现，由于营养摄入不足，常年的素食主义者以及减肥人群患上巨幼细胞贫血的风险在加大。素食者由于饮食不均衡易缺乏铁、维生素B_{12}、钙、锌、蛋白质等营养物质。严重的会形成巨幼细胞贫血。

本病主要原因就是体内缺乏叶酸和维生素B_{12}，所以在治疗上以补充这些物质为主。因饮食缺乏导致的巨幼红细胞贫血大部分可以被纠正，而预防本症主要应加强营养知识教育，纠正偏食及不良的烹调习惯；不酗酒；血液透析，胃肠手术患者加强营养，补充叶酸、维生素B_{12}；服用影响叶酸、维生素B_{12}吸收利用的药物时应及时补充叶酸、维生素B_{12}。

温馨提示

（1）叶酸与维生素B_{12}联用治疗恶性贫血有互补效应，可以提高疗效。

（2）维生素B_{12}避免同一部位反复肌内注射给药，尤其对早产儿、婴幼儿需小心。恶性贫血者(内因子缺乏)口服本品无效，必须终身采用肌内注射给药。与维生素B_{12}代谢无关的多种贫血、营养不良、病毒性肝炎、多发性硬化症、三叉神经痛、皮肤或精神疾病等，用本品治疗均无效，不宜滥用。

（3）在使用叶酸治疗前，需明确排除维生素B_{12}缺乏。若盲目大剂量持续服用叶酸，可使血清的维生素B_{12}含量进一步下降，反而使神经损害向不可逆方向发展。

—— 用 药 常 见 问 题 解 析 ——

Q1 选用叶酸的注意事项是什么？

答： 本药口服可迅速改善巨幼细胞贫血，但不能阻止因维生素B_{12}缺乏而致的神经损害的进展。如大剂量持续服用叶酸，可使血清维生素B_{12}的含量进一步下降，反而使神经损害向不可逆方向发展。故使用叶酸治疗前，需明确排除维生素B_{12}缺乏。

Q2 服用叶酸时常见问题是什么？

答： 服用叶酸偶见过敏反应。长期用药可出现厌食、恶心、腹胀等胃肠症状；大量服用本药，可使尿液呈黄色。在肾功能正常的患者中，很少发生中毒反应。

Q3 贫血时维生素B_{12}需要和铁剂一起服用吗？

答： 因营养不良所致的巨幼细胞贫血，可同时伴随缺铁，尤其在应用叶酸治疗造血功能恢复后更易出现缺铁，因此，在疗程接近后期同时补铁。铁剂是维生素B_{12}稳定剂，亦可拮抗维生素C对维生素B_{12}的破坏作用；但大量铁剂亦可破坏维生素B_{12}。

Q4 为什么在服用叶酸时须同时补充维生素B_{12}？

答： 叶酸可用于各种原因引起的叶酸缺乏及叶酸缺乏所致的巨幼细胞贫血；小剂量叶酸用于妊娠期妇女预防胎儿神经管畸形。

叶酸服用后可迅速纠正巨幼细胞贫血的异常现象，改善贫血，但不能阻止因维生素B_{12}缺乏所致的神经损害，如脊髓亚急性联合变性；若仍大剂量服用叶酸，由于造血旺盛而消耗维生素B_{12}，可进一步降低血清中维生素B_{12}的含量，反使神经损害向不可逆方向发展。提示我们在服用叶酸时亦同时服用维生素B_{12}，以改善神经症状损害。此外，尚需监护下列问题。

应明确诊断后再用药，需排除维生素B_{12}缺乏，若诊断不明确或试验性治疗，应口服生理剂量一天0.5毫克。对恶性贫血及仅有维生素B_{12}缺乏者不能单独应用叶酸；且叶酸一般不用于维持治疗，除非是吸收不良的患者。对非叶酸缺乏的贫血或诊断不明的贫血者慎用；对叶酸及其代谢物过敏者禁用。

Q5 服用叶酸时，其他药物对其的影响是什么？

答： 维生素B_1、维生素B_2、维生素C与叶酸同服，可抑制胃肠中叶酸的吸收；与胰酶合用，可干扰叶酸的吸收；与苯妥英钠同服，可降低后者的抗癫痫作用。

Q6 营养性巨幼细胞贫血患者在服药期间，生活中有哪些注意事项？

答： ① 改变不良的饮食习惯，不偏食，不挑食，不长期素食，从食物中摄取叶酸和维生素B_{12}。② 注意补充叶酸和维生素B_{12}，多吃新鲜蔬菜，以增加叶酸的摄入量。多吃含蛋白质丰富的食物，保证营养平衡。多吃含维生素B_{12}的食物。③ 改善烹调技术。叶酸极易被高温破坏，故烹调时不宜高温和时间过长。若在食物中加入维生素C，可促进叶酸吸收；加入钙片，可促进维生素B_{12}吸收。④ 禁忌饮酒。

Q7 维生素B_{12}和甲钴胺是否属于同一药物，能否相互替代使用呢？

答： 广义的维生素B_{12}，指一类含有钴的复杂有机化合物（钴胺素），其家族成员主要有氰钴胺、羟钴胺、腺苷钴胺、甲钴胺，而目前临床常用的维生素B_{12}指氰钴胺。口服维生素B_{12}在体内吸收入血，在细胞内转化为甲钴胺和腺苷钴胺，最终发挥活性。

维生素B_{12}说明书规定的适应证为巨幼红细胞贫血、神经炎的辅助治疗。甲钴胺说明书规定的适应证：用于周围神经病变和因缺乏维生素B_{12}引起的巨幼细胞贫血（注意由于生产厂家的不同，与实际说明书可能存在出入）。有研究表明，口服甲钴胺与肌内注射维生素B_{12}在治疗因缺乏维生素B_{12}引起的巨幼细胞贫血中疗效相似。

Q8 已诊断为巨幼细胞贫血的患者，除按医嘱进行叶酸和（或）维生素B_{12}的补充外，可根据需要多食用哪些叶酸和维生素B_{12}含量丰富的食品？

答： （1）叶酸含量丰富的食品：① 绿色蔬菜，如莴苣、菠菜、西红柿、胡萝卜、青菜、龙须菜、花椰菜、油菜、小白菜、扁豆、豆荚、蘑菇等；② 新鲜水果，如橘子、草莓、樱桃、香蕉、柠檬、桃子、李、杏、杨梅、海棠、酸枣、山楂、石榴、葡萄、猕猴桃、梨等；③ 动物食品，动物的肝脏、肾脏、禽肉及蛋类，如猪肝、鸡肉、牛肉、羊肉等；④ 豆类、坚果类食品，如黄豆、豆制品、核桃（核桃油）、胡桃、腰果、栗子、杏仁、松子等；⑤ 谷物类，如大麦、米糠、小麦胚芽、糙米等。

（2）维生素 B_{12} 含量丰富的食品：维生素 B_{12} 的主要来源是动物性食物，植物性食物（除极少数外）都不含维生素 B_{12}。包括动物肝脏、肾脏，牛肉、猪肉、鸡肉、鱼类、蛤类、蛋、牛奶、乳酪、乳制品等。

Q9 为什么服用叶酸、维生素 B_{12} 治疗巨幼细胞贫血后宜补钾？

答： 在服用叶酸、维生素 B_{12} 治疗巨幼细胞贫血后，特别是严重病例在血红蛋白恢复正常时，可出现血清钾降低或突然降低，血清钾降低可引发许多问题，如神经紊乱、腹泻、麻痹、失钾性肾病、心律失常等，所以在此期间应注意补充钾盐，如口服氯化钾、枸橼酸钾、门冬酸钾镁、谷氨酸钾，或多饮橙汁。其中氯化钾应用广泛、价格便宜、口服吸收好，一次 0.5～1 克，一天 3～4 次，餐后服用或稀释于果汁中服用，但高氯血症者或代谢性酸中毒者不宜应用氯化钾，可改用枸橼酸钾；门冬酸钾镁纠正细胞内缺钾较其他钾盐快。

Q10 哪些药物可引起巨幼细胞贫血？

答： 主要有七大类。

（1）抗肿瘤药和免疫抑制药：嘌呤及嘧啶类似物及拮抗剂

作为肿瘤治疗、免疫抑制、抗病毒等药物得到广泛应用。

1）硫唑嘌呤：免疫抑制剂，用于器官移植、自身免疫性疾病及炎症性肠病。

2）霉酚酸酯：免疫抑制剂，用于预防器官移植排斥，阻断磷酸肌醇脱氢酶从而抑制嘌呤合成。

3）甲氨蝶呤：二氢叶酸还原酶的直接抑制剂，通过阻断叶酸代谢间接抑制嘌呤合成。

4）别嘌醇：用于治疗高尿酸血症，可抑制黄嘌呤氧化还原酶。

5）培美曲塞：叶酸类似物，能抑制多种参与嘌呤和嘧啶合成的酶（胸苷酸合成酶、二氢叶酸还原酶、甘氨酰胺核苷酸甲酰转移酶及氨基咪唑-4-甲酰胺），常用于治疗各种实体肿瘤，包括间皮瘤、肺癌、结肠癌、乳腺癌、头颈部肿瘤。使用亚叶酸可以降低培美曲塞的毒性而不影响其疗效。

（2）抗风湿药：嘧啶合成抑制剂也用于中、重度活动性类风湿性关节炎、银屑病性关节炎。来氟米特及其代谢物特立氟胺，已被批准用于多发性硬化，从而抑制双氢乳清酸酯脱氢酶。来氟米特可抑制 T 细胞应答和诱导 CD4 细胞从 Th_1 型（促炎型）转变为 Th_2 型。该过程可以调节 T 细胞参与许多与疾病相关炎症反应。

（3）麻醉药：氧化亚氮为一种麻醉用气体，可通过阻断维生素 B_{12} 从还原形式转化为氧化形式，引起巨幼细胞贫血。在细胞质中，甲硫氨酸需要通过还原形式的维生素 B_{12}（甲钴胺）转化为同型半胱氨酸甲硫氨酸。与此过程相反，在线粒体中，氧化形式的维生素 B_{12}（5'-腺苷钴胺素辅酶）将甲基丙二酰辅酶 A（CoA）转化为琥珀酰辅酶 A。在线粒体中，氧化亚氮可抑制甲基丙二酰辅酶 A 变位酶的活性，导致甲基化反应和 DNA 合成受阻。

（4）酗酒：酒精摄入与巨幼细胞贫血的发生有关，比如酗酒的人通常习惯于低叶酸饮食，同时，酒精也可抑制叶酸的肠道吸收、影响叶酸的代谢利用和肝脏对叶酸的摄取和储存。一般认为酒精不是通过二氢叶酸还原酶途径发挥上述作用，而是通过作用于肠黏膜，干扰叶酸和维生素 B_{12} 的吸收。维生素 B_{12} 的吸收障碍，可能是由于对胃黏膜的直接毒性作用，进而减少了壁细胞中内因子的产生。乙醇同样可对骨髓中造血祖细胞的成熟产生影响，这是由于乙醇可抑制10-甲酰四氢叶酸脱氢酶，此结论已在多个动物实验得到证实。

（5）激素类药物：口服避孕药影响叶酸吸收的机制尚存在争议。避孕药可以部分抑制肠道多聚谷氨酰胺形式的叶酸降解。这也许可以解释为什么使用避孕药的妇女，在发生严重由叶酸缺乏所致的临床症状之前叶酸水平是正常的，严重的临床症状通常需要叶酸摄入不足或吸收不良等原因与避孕药效应叠加之后才会产生。

（6）抗癫痫药：抗癫痫药并不是巨幼细胞贫血比较常见的病因，这是因为胃肠道对叶酸等重要营养物质的吸收具有巨大的储备能力。因此，只有当一些额外因素显著影响了叶酸的吸收和摄取，才会使患者出现明显的贫血及其他问题。叶酸在血液中的运输需要转运蛋白的协助。阿司匹林能够降低叶酸与转运蛋白的亲和力。与之类似，苯妥英钠及其他抗癫痫药物与叶酸结构相似，通过竞争性结合转运蛋白来减少叶酸的转运，引起血清叶酸水平降低。此外，抗癫痫药物会显著减少叶酸在肠道中的吸收。肠黏膜吸收叶酸转运主要依赖主动运输过程，甲基四氢叶酸比其他形式的叶酸更容易吸收也证明了这一点。由于多种抗癫痫药作用机制各不相同，这些药物对肠黏膜吸收叶酸的直接效应也不太可能完全一样，比如可通过继发性主动运输，包括"溶剂拖曳"（水分子通过渗透被重吸收时叶酸可随水分子一起被转运，而不是通过离子通道或离子泵）、钠交换及肠道ATP酶的作用。由于抗癫痫药物与叶酸结构的相似性，提示这些药物治疗作用的部分机制也可能是由于其作为叶酸类似物的活性。值得注意的是，苯妥英钠及其他抗癫痫药物已被发现可以引起免疫抑制，甚至骨髓抑制。此外，有报道显示癫痫患者应用叶酸后癫痫发生频率增加，低叶酸水平与癫痫得到更好的控制有关。

（7）抗菌药物及抗疟药：不同物种的二氢叶酸还原酶对某些叶酸类似物亲和力不同，一些叶酸类似物根据这一原理发挥治疗作用。甲氧苄啶、乙胺嘧啶可分别用来治疗各种细菌及原虫感染。甲氧苄啶在结构上与叶酸差别较大，生化证据显示，这种结构上的差异使其与细菌二氢叶酸还原酶亲和力最大，而与哺乳动物二氢叶酸还原酶亲和力最小。甲氧苄啶结合的二氢叶酸还原酶表位与甲氨蝶呤不同，仅在特殊情况（如感染人类免疫缺陷病毒的患者同时应用其他DNA抑制剂时）下才会干扰人类酶的作用。甲氧苄啶及乙胺嘧啶常与磺胺类药物合用。磺胺类药物是对氨基苯甲酸的拮抗剂，对氨基苯甲酸是微生物叶酸的前体形式，不存在于人体内。接受甲氧苄啶和乙胺嘧啶治疗的患者，因DNA合成受抑而发生巨幼红细胞改变，亚叶酸钙在不影响药物抗菌活性的情况下，能完全逆转这一效应。

周宬玥

疾病四　再生障碍性贫血

疾 病 概 述

概述

再生障碍性贫血（aplastic anemia, AA, 简称再障）通常指原发性骨髓造血功能衰竭综合征，病因不明。主要表现为骨髓造血功能低下、全血细胞减少和贫血、出血、感染。免疫抑制治疗有效。

根据患者的病情、血象、骨髓象及预后，可分为重型（SAA）和非重型（NSAA）。曾有学者将非重型进一步分为中间型和轻型，从重型中分出极重型（VSAA）。国内学者曾将AA分为急性型（AAA）和慢性型（CAA）；1986年以后，又将AAA改称为重型再障-Ⅰ型（SAA-Ⅰ），将CAA进展成的急性型称为重型再障-Ⅱ型（SAA-Ⅱ）。

AA的年发病率在欧美为（4.7～13.7）/1 000 000人口，日本为（14.7～24.0）/1 000 000人口，我国为7.4/1 000 000人口；可发生于各年龄段，老年人发病率较高；男、女发病率无明显差别。

发病原因

发病原因不明确，可能为：① 病毒感染，特别是肝炎病毒、微小病毒 B19 等；②化学因素，氯霉素类抗生素、磺胺类药物及杀虫剂引起的再障与剂量关系不大，但与个人敏感有关。发病机制有以下三方面：①造血干祖细胞缺陷；②造血微环境异常；③免疫异常。

临床表现

1. 重型再生障碍性贫血（SAA）　起病急，进展快，病情重；少数可由非重型再生障碍性贫血进展而来。

（1）贫血：苍白、乏力、头昏、心悸和气短等症状进行性加重。

（2）感染：多数患者有发热，体温在 39℃以上，个别患者自发病到死亡均处于难以控制的高热之中。以呼吸道感染最常见，其次有消化道、泌尿生殖道及皮肤、黏膜感染等。感染菌种以革兰阴性杆菌、金黄色葡萄球菌和真菌为主，常合并败血症。

（3）出血：皮肤可有出血点或大片瘀斑，口腔黏膜有血泡，有鼻出血、牙龈出血、眼结膜出血等。深部脏器出血时可见呕血、咯血、便血、血尿、阴道出血、眼底出血和颅内出血，后者常危及患者的生命。

2. 非重型再生障碍性贫血（NSAA）　起病和进展较缓慢，贫血、感染和出血的程度较重型轻，也较易控制。久治无效者可发生颅内出血。

治疗选择

1. 病因疗法　去除可能导致骨髓损害的一切物质，停用抑制骨髓造血的药物。

2. 支持疗法　纠正贫血、控制出血、积极预防和控制感染。

3. 造血干细胞移植　对 40 岁以下、无感染及其他并发症、有合适供体的 SAA 患者，可考虑造血干细胞移植。

4. 造血生长因子　　特别适用于SAA。重组人粒系集落刺激因子（G-CSF），剂量为5微克/（千克·天）；重组人红细胞生成素（EPO），常用50～100单位/（千克·天）。一般在免疫抑制治疗SAA后使用，剂量可酌减，维持3个月以上为宜。

5. 中医中药　　治宜补肾为本，兼益气活血。常用中药为鹿角胶、仙茅、仙灵脾、黄芪、生熟地、首乌、当归等。国内治疗CAA常用雄激素合并中医补肾法治疗。

🍀 预后

1. 重型再生障碍性贫血　　如不采用骨髓移植或免疫抑制剂治疗，则半年内的死亡率可达90%。但采用有效的免疫抑制剂或骨髓移植治疗，则有效率可达60%。

2. 非重型再生障碍性贫血　　坚持雄激素和环孢素长期治疗，大多数可达缓解或治愈。

药 物 治 疗

🍀 治疗目标

临床症状消失，血红蛋白和铁指标恢复到正常水平。

🍀 常用药物

再生障碍性贫血常用治疗药物见表6。

🍀 联合用药注意事项

1. 司坦唑醇　　与抗凝药（双香豆素、华法林、茴茚二酮等）合用可增加出血的危险性；与环孢素联用治疗慢性再生障碍性贫血可提高疗效，但本品可降低环孢素的代谢速度，从而增加环孢素

表 6　再生障碍性贫血的常用治疗药物

常用药物	适应证	禁忌证	服用时间	不良反应	储存条件
司坦唑醇片	用于慢性再生障碍性贫血的治疗	严重肝脏病、肾脏病、心脏病、高血压患者，妊娠期妇女及前列腺癌患者禁用		①女性：长期使用可能会有痤疮、多毛、阴蒂肥大、闭经或月经紊乱等症。②男性：长期使用可能会有痤疮、精子稀少、精液减少。③肝脏：GOP、GTP上升，黄疸。④消化系统：恶心、呕吐、消化不良、腹泻。⑤电解质：水钠潴留、水肿。⑥皮肤：皮疹、颜面潮红	遮光，密闭保存
达那唑胶囊	用于治疗慢性再生障碍性贫血	严重心、肾、肝功能不全，卟啉症、癫痫患者，未诊断的不正常生殖道出血患者，妊娠期妇女及哺乳期妇女禁用		①较多见的不良反应：闭经，毛发增多；可出现痤疮、皮肤或毛发的油脂增多，下肢水肿或体重增多，症状与药量有关，是雄激素效应的表现。②较少见的不良反应：血尿，鼻出血，牙眼出血，白内障（视力逐渐模糊），肝功能异常，颅内压增高（表现为严重头痛，视力减退，复视，呕吐），白细胞增多症、急性胰腺炎，多发性神经炎等。③罕见的不良反应有：女性阴蒂增大，男性睾丸缩小（男女均可出现现疾或皮肤黄染；肝脏功能损害严重时，男女均可出现现膜或皮肤黄染	遮光，密封保存
甲睾酮片	用于儿童再生障碍性贫血的治疗	前列腺癌患者；妊娠及哺乳期妇女禁用；肝功能不全者慎用		长期大剂量应用易致胆汁淤积性肝炎，出现黄疸，肝功能异常；舌下给药可致口腔炎，表现为疼痛，流涎等症状；女性长期用药可能引起痤疮、多毛、声音变粗，闭经、月经紊乱等；男性长期用药可能引起睾丸萎缩，精子生成减少，精液减少等；心、肝、肾等疾病患者用药后可能引起电解质紊乱，水钠潴留，还可伴有充血性心力衰竭；乳腺癌患者可引起血钙升高	遮光，密封保存

（续表）

常用药物	适应证	禁忌证	服用时间	不良反应	储存条件
十一酸睾酮胶囊	可用于再生障碍性贫血的治疗	已确诊或怀疑为前列腺癌或乳腺癌的男性；对本品中的任何成分过敏者，妊娠妇女禁用	用餐时服用	①内分泌代谢系统：可见女性男性化（如多毛、痤疮），男性乳房痛，水钠潴留，高密度脂蛋白胆固醇升高等。②生殖系统：可见阴茎异常勃起，精子减少，精液量减少等。③血液系统：可见红细胞增多。④消化系统：可见恶心、呕吐等胃肠道症状及肝功能异常等。⑤神经系统：可见情绪不稳定、欣快感、暴力倾向等。⑥过敏反应：可出现皮疹、血管神经性水肿等过敏反应	遮光，密封保存
环孢素胶囊	可用于重型再生障碍性贫血的治疗	病毒感染时禁用该品，如水痘、带状疱疹等；对环孢素过敏者禁用；严重肝、肾损害，未控制的高血压，感染及恶性肿瘤者忌用或慎用		①较常见的有厌食、恶心、呕吐等胃肠道反应，牙龈增生伴出血、疼痛，约1/3用药者有肾毒性，可出现血清肌酐、尿素氮增高，肾小球滤过率减低等肾功能损害，高血压等。慢性、进行性肾中毒多于治疗后约12个月发生。②不常见的有惊厥，其原因可引起氨基转移酶升高，胆汁淤积，高胆红素血症，高血糖，多毛症，手震颤，高尿酸血症伴有血小板减少、微血管溶血性贫血，四肢感觉异常，下肢痛性痉挛等。此外，有报告该品可促进ADP诱发血小板聚集，增加血栓烷A2的释放和凝血酶原的生成，增强凝血因子Ⅷ的活性，白细胞减少，诱发血栓形成。③罕见的有过敏反应，胰腺炎，过敏反应一般只发生经静脉途径给药的患者，表现为面部发红、颈部发红、气喘、呼吸短促等）。各种严重不良反应大多与使用剂量过大有关	遮光，密封，在阴凉干燥处保存

（续表）

常用药物	适应证	禁忌证	服用时间	不良反应	储存条件
甲泼尼龙片	可用于再生障碍性贫血的治疗	全身性真菌感染者禁用。对本品及肾上腺皮质激素类药过敏者禁用。相对禁忌证：儿童、糖尿病患者，高血压患者和有精神病史的患者		①体液及电解质紊乱：水钠潴留（水肿、高血压，某些敏感患者的充血性心力衰竭）、低钾血症，低血钾综合症，病理性骨折、肌无力，类固醇性肌病。③胃肠道：消化道溃疡，溃疡出血或穿孔，胰腺炎，食管炎。④皮肤：皮肤脆薄、瘀点、紫斑，伤口愈合延迟。⑤代谢：因蛋白质分解造成的负氮平衡。⑥神经系统：颅内压升高，假性脑肿瘤，精神错乱及癫痫发作。⑦内分泌系统：月经失调，引发库欣综合征，抑制垂体-肾上腺皮质轴，糖耐量降低，儿童生长受抑制，增加糖尿病病患者对胰岛素和口服降糖药的需求及儿童眼球突出。⑧眼：后方囊下白内障，眼内压升高及眼继发感染。⑨免疫系统：掩盖感染，引发潜在感染，并发机会性感染，过敏反应及抑制皮肤试验反应	密闭，15～25℃保存
环磷酰胺片	可用于再生障碍性贫血的治疗	对本品过敏者，妊娠及哺乳期妇女禁用。感染、肝肾功能损害者禁用或慎用		骨髓抑制（最低值1～2周，一般维持7～10天，3～5周恢复）、脱发，消化道反应，口腔炎、膀胱炎、个别报道有肺炎，过量的抗利尿激素（ADH）分泌等。一般剂量对血小板影响不大，也很少引起贫血。此外，环磷酰胺可杀伤精子，但为可逆性。超高剂量时（>120毫克/千克）可引起心肌损伤及肾毒性	遮光，密闭，在30℃以下保存

（续表）

常用药物	适应证	禁忌证	服用时间	不良反应	储存条件
吗替麦考酚酯片（MMF）	可用于再生障碍性贫血的治疗	对本药或麦考酚酸（MPA）过敏者禁用。慎用：①妊娠期妇女；②严重的活动性消化性疾病；③骨髓抑制（含严重的中性粒细胞减少症）；④伴有次黄嘌呤-鸟嘌呤转磷酸核糖激酶遗传缺陷的患者		MMF具有较好的耐受性，尚无报道证实其具有肾脏毒性与肝毒性；但少数患者可有一过性肝酶升高。主要的不良反应有：①胃肠道反应较轻微，主要有恶心、呕吐、腹泻、便秘及消化不良，偶可发生严重不良反应如胆囊炎、出血性胃炎、肠穿孔、胰腺炎及肠梗阻。②骨髓抑制：发生率7%～35%。包括贫血，白细胞减少及血小板减少，其中以贫血和白细胞减少最常见。③肿瘤：接受MMF治疗的患者可发生非黑素瘤性皮肤肿瘤，且易发生淋巴瘤和淋巴增殖性疾病。④感染：MMF可引起机会性感染。最常见的是巨细胞病毒感染，其次为HSV感染、带状疱疹及念珠菌感染	15～30℃贮存，避免潮湿

毒性（如肾功能障碍、胆汁淤积、感觉异常），联用时应注意监测环孢素血药浓度，并根据监测结果调整给药剂量；与格列本脲合用可能会降低格列本脲的血药浓度，使其降血糖作用降低，应监测血糖水平并调整格列本脲剂量；与羟基保泰松合用，可使羟基保泰松的代谢速度降低，血液浓度升高。

2. 达那唑　　与环孢素、他克莫司、西罗莫司合用可升高后三者的血药浓度，增加后三者中毒的风险；与华法林合用抗凝效应增强，有增加出血的可能；与辛伐他汀、洛伐他汀合用有增加横纹肌溶解的危险；本品可改变糖代谢，升高血糖，与口服降糖药、胰岛素联用时应适当增加后两者的剂量；与肾上腺皮质激素联用可加重水肿；与氨苄西林合用时可降低本品疗效；苯巴比妥、苯妥英钠、卡马西平、利福平为肝药酶诱导剂，合用时可降低本品疗效。

3. 甲睾酮　　本品可升高环孢素的血浆浓度，可能增加环孢素的肝、肾毒性，两者联用时须慎重，应监测患者的肝、肾功能及环孢素的血药浓度；与华法林合用抗凝效应增强，有增加出血的可能，联用时应注意监测凝血酶原时间并适当调整华法林给药剂量；本品能使血糖降低，与口服降糖药、胰岛素联用时应注意监测血糖并适当减少后两者的剂量；与肾上腺皮质激素合用时可加重水钠潴留现象；与氨苄西林合用时可降低本品疗效；苯巴比妥、苯妥英钠、卡马西平、利福平为肝药酶诱导剂，合用时可降低本品疗效；本品可减少甲状腺结合球蛋白，使甲状腺素作用增强，与甲状腺素合用时应减少甲状腺素的剂量；与扑米酮合用可降低本品疗效；与碳酸氢钠合用时易发生高钠血症和水肿，应避免合用。

4. 十一酸睾酮　　本品可升高环孢素的血浆浓度，可能增加环孢素的肝、肾毒性，两者联用时须慎重，应监测患者的肝、肾功能及环孢素的血药浓度；会加强香豆素类制剂的抗凝血作用，因此建议经常监测凝血酶原时间和INR；本品能使血糖降低，与口服降糖药、胰岛素联用时应注意监测血糖并适当减少后两者的剂量；与肾上腺皮质激素合用时可加重水钠潴留现象；与雌激素联用治疗男性骨质疏松可提高疗效；与甲状腺素合用可增加后者的作用，但同时也增强其毒性；本品对神经肌肉阻滞剂有拮抗作用；用于原发性或继发性男性性功能减退治疗时，本品与维生素类、蛋白质、糖合用可提高疗效；苯巴比妥、苯妥英钠为肝药酶诱导剂，合用时可降低本品疗效；与碳酸氢钠合用时易发生高钠血症和水肿，应避免合用。

5. 环孢素　　与雌激素、雄激素、西咪替丁、地尔硫草、红霉素、酮康唑等合用，可增加本品的血浆浓度；与吲哚美辛等非甾体消炎镇痛药合用时，可使发生肾衰竭的危险性增加；用本品时如输注贮存超过10天的库存血或本品与保钾利尿剂、含高钾的药物等合用，可使血钾增高；与肝酶诱导剂合用，由于会诱导肝微粒体的酶而增加本品的代谢，故须调节本品的剂量；与肾上腺皮质激素、硫唑嘌呤、苯丁酸氮芥、环磷酰胺等免疫抑制剂合用，可能会增加引起感染和淋巴增生性疾病的危险性，故应谨慎；与洛伐他汀（降血脂药）合用于心脏移植患者，有可能增加横纹肌溶解和急性肾衰竭的危险性；与能引起肾毒性的药（如氨基糖苷类抗生素等）合用，可增加对肾脏的毒性，如发生肾功能不全，应减低药品的剂量或停药。

6. 甲泼尼龙　　非甾体消炎镇痛药可加强糖皮质激素的致溃疡作用；可增强对乙酰氨基酚的肝毒性；氨鲁米特（aminoglutethimide）能抑制肾上腺皮质功能，加速地塞米松的代谢，使其半衰期缩短2倍；与两性霉素B或碳酸酐酶抑制剂合用时，可加重低钾血症，应注意血钾和心脏功能变化，长期与碳酸酐酶抑制剂合用，易发生低血钙和骨质疏松；与蛋白质同化激素合用，可增加水肿的发生率，使痤疮加重；与制酸药合用，可减少泼尼松或地塞米松的吸收；与抗胆碱能药（如阿托品）长期合用，可致眼压增高；三环类抗抑郁药可使糖皮质激素引起的精神症状加重；与降糖药如胰岛素合用时，因可使糖尿病患者血糖升高，应适当调整降糖药剂量；甲状腺激素可使糖皮质激素的代谢清除率增加，故甲状腺激素或抗甲状腺药与糖皮质激素合用时，应适当调整后者的剂量；与避孕药或雌激素制剂合用，可加强糖皮质激素的治疗作用和不良反应；与强心苷合用，可增加洋地黄毒性及心律失常的发生；与排钾利尿药合用，可致严重低血钾，并由于水钠潴留而减弱利尿药的排钠利尿效应；与麻黄碱合用，可增强糖皮质激素的代谢清除；与免疫抑制剂合用，可增加感染的危险性，并可能诱发淋巴瘤或其他淋巴细胞增生性疾病；糖皮质激素，尤其是泼尼松龙可增加异烟肼在肝脏的代谢和排泄，降低异烟肼的血药浓度和疗效；糖皮质激素可促进美西律在体内代谢，降低血药浓度；与水杨酸盐合用，可减少血浆水杨酸盐的浓度；与生长激素合用，可抑制后者的促生长作用。

7. **环磷酰胺**　　可使血清中假胆碱酯酶减少，使血清尿酸水平增高，因此，与抗痛风药如别嘌醇、秋水仙碱、丙磺舒等同用时，应调整抗痛风药物的剂量；可加强琥珀胆碱的神经肌肉阻滞作用，可使呼吸暂停延长；可抑制胆碱酯酶活性，因而延长可卡因的作用并增加毒性；大剂量巴比妥类、皮质激素类药物可影响环磷酰胺的代谢，同时应用可增加环磷酰胺的急性毒性；使用本品时接种活疫苗，可增加活疫苗感染的风险，建议使用本品时禁止接种活疫苗；可能引起血糖下降，与口服降糖药、胰岛素合用时可能增强降糖作用，同时也增加发生低血糖的风险；与阿糖胞苷、蟾酥、刺五加、当归、党参、利血平、氯丙嗪、门冬酰胺酶、巯嘌呤、他莫昔芬合用可提高疗效；氨苯砜可降低本品的活性；本品可损害小肠黏膜，减慢地高辛吸收速度并减少吸收量，合用时应监测地高辛血药浓度；与环孢素联用可能增加引起感染和淋巴增生性疾病的危险性，应谨慎。

8. 吗替麦考酚酯　　与其他免疫抑制药联合应用时,增加淋巴瘤和其他恶性肿瘤(特别是皮肤癌)发生的危险,免疫系统过度抑制也可能增加被感染的机会;阿昔洛韦、更昔洛韦与本药合用,MPA的血药浓度没有显著改变,而肾功能损害的患者在合用时,阿昔洛韦或更昔洛韦浓度升高;磺吡酮可能干扰本药从肾小管分泌,合用时本药的毒性增加;与含镁或铝的抗酸剂(如氢氧化镁、氢氧化铝)同服,本药的吸收减少;松果菊可兴奋免疫系统,可使本药的药效降低;铁剂可使本药的吸收减少、药效下降;与能干扰肠肝循环的药物(如考来烯胺)同用,可能会降低本药的药效;不能排除长期服用本药后改变口服避孕药的药动学参数的可能性,这可能导致口服避孕药的药效降低;用药期间不应接种减毒活疫苗,使用其他疫苗也可能无效。

🍀 特殊人群用药指导

1. 儿童用药指导　　① 司坦唑醇、甲睾酮、十一酸睾酮:儿童长期应用可导致早熟、骨骼早闭,影响生长发育,应慎用。② 达那唑:儿童应在医师指导下使用。③ 环孢素:儿童用量可按或稍大于成人剂量计算。④ 甲泼尼龙:儿童如长期使用肾上腺皮质激素,需十分慎重。

2. 妊娠期及哺乳期妇女用药指导　　妊娠期妇女禁用司坦唑醇、甲睾酮。妊娠期、哺乳期妇女慎用十一酸睾酮。① 达那唑:妊娠期妇女不应使用此药,用药中妊娠者应终止妊娠,理论上本品对女性胎儿及婴儿可能有雄激素效应,孕妇及哺乳期妇女不能服用。② 环孢素:可进入乳汁,对哺乳的婴儿有产生高血压、肾毒性、恶性肿瘤等不良反应的潜在危险性,故用本品期间不宜哺乳。环磷酰胺、吗替麦考酚酯妊娠及哺乳期妇女禁用。甲泼尼龙:妊娠期用药,糖皮质激素可通过胎盘。尚未证明对人类有致畸作用。哺乳期用药,生理剂量或低药理剂量(每天可的松25毫克或泼尼松5毫克,或更少)对婴儿一般无不良影响。但是,如乳母接受药理性大剂量的糖皮质激素,则不应哺乳。

3. 老年人用药指导　　司坦唑醇易引起水钠潴留,高钾血症患者应慎用。① 达那唑:一般老年患者生理功能低下,应减量服用(如一天100～200毫克)。② 甲睾酮:心、肝、肾功能不良者,前列腺肥大、高血压患者慎用。③ 十一酸睾酮:老年患者代谢功能低下,前列腺易肿大,应慎用。④ 环孢素:老年患者因易合并肾功能不全,故应慎用本品。⑤ 甲泼尼龙:老年患者用糖皮质激素易发生高血压,老年患者尤其是更年期后的女性应用糖皮质激素易发生骨质疏松。⑥ 吗替麦考酚酯:临床试验中未包括足够的65岁或以上的老年人,不能确定老年人的效果是否与年轻人不同,总的来说,老年人的剂量选择要慎重。

 用药案例解析

案 例 1

病史:男性,35岁,头晕、乏力伴出血倾向半年,加重1周,诊断为全血细胞减少,慢性再生障碍性贫血后服用环孢素一天2次,一次100毫克。1年后血药谷浓度稳定在100～200微克/升,三系都在正常范围内,患者想知道能否停药,如何停药。

解析:由于环孢素减量过快会增加复发风险,一般建议逐渐缓慢减量,疗效达平台期后持续服药至少12个月。此患者服药1年,故建议不要停药,继续按原剂量服药,同时定期监测血药浓度、血压、肝肾功能。

案·例·2

病史：女性，26岁，反复乏力，瘀斑，鼻、齿龈出血半年余，诊断为慢性再生障碍性贫血，医师予以吗替麦考酚酯一天2次，一次1克。患者有妊娠的可能，想了解能否服用此药，若可以服用，有哪些注意事项。

解析：动物实验中发现吗替麦考酚酯有致胎儿畸形的可能。尽管还未对妊娠期妇女做充分和良好的对照研究，只有在本药的潜在优点超过对胎儿的潜在危险时方予应用。对大鼠的研究发现MMF可通过乳汁分泌，是否可从人乳中分泌尚不清楚，并且，哺乳期婴儿对MMF可能有潜在的严重不良反应，应根据MMF对于母亲的重要性做出用药决定。故此患者若妊娠试验阳性，不建议服用此药；若妊娠试验阴性，可以服药，并在服药期间采取有效避孕措施。

温馨提示

适龄妇女服用免疫抑制药的同时，请注意采取有效避孕措施。

用药常见问题解析

Q1 乳腺癌患者可以服用甲睾酮吗？

答： 可以。但乳腺癌患者服用甲睾酮时，由于刺激骨质溶解，可引起血钙过高，一旦发生需停药。

Q2 女性患者可以使用甲睾酮等雄激素类药物吗？

答： 可以。但女性用药需监测其可能出现的男性化征象，一旦发生需立即停药。另外，使用期间应定期检查肝功能等，如有异常则需停药。

Q3 服用甲睾酮含片有哪些注意事项？

答： 当使用甲睾酮含片时，切勿将药片吞服，并且含服期间不要嚼口香糖、喝水或抽烟。

Q4 十一酸睾酮是在饭前还是饭后服药？

答： 本品应在用餐时服用，如有需要可用少量水吞服，必须将整个胶丸吞服，不可咬嚼。可将每天的剂量分成两个等份，早晨服一份，晚间服一份。如果胶丸个数不能均分为两等份，则早晨服用胶丸个数较多的一份。

Q5 服用环孢素需要测定血药浓度吗？

答： 需要。环孢素的应用起始，医师会根据患者的体重计算用法用量。但是由于环孢素在人体内的代谢具有明显的个体差异，在规律服药的10～14天，要检测环孢素血药浓度。一般来说，环孢素的谷浓度（早起服药前抽血检测的浓度）要求至少在150～200纳克/毫升，如果能够耐受，最好能够达到200～250纳克/毫升。浓度过高，发生不良反应的可能性会增加。浓度不够，又起不到应有的作用。在服药期间，也要定期（一般1～2个月）检测一次环孢素浓度，以免因为体重变化等因素影响疗效。

Q6 服用环孢素有什么注意事项吗?

答： 服用环孢素时,首先应注意正确的服药方法,即按时服药、整粒吞服。服药时可与牛奶或果汁饮料同服(葡萄柚汁除外)。因为环孢素是亲脂分子,口服吸收慢且不完全,当与某些食物,尤其是脂溶性食物(如牛奶)、果汁或其他饮料同服,会使峰浓度、谷浓度都增高,从而提高其生物利用度。

Q7 服用环孢素后出现呕吐或腹泻如何调整药量?

答： 服药10分钟内出现呕吐应加服全量环孢素,服药30分钟内出现呕吐应加服1/2量,服药1小时内出现呕吐则无须加量。服药后如出现腹泻,水样便每天5～6次,需追加1/2量,水样便每天3次以上的,需追加1/4量;糊状软便时,无须追加剂量。当然,一旦出现呕吐、腹泻症状,应注意记录呕吐或腹泻的时间、次数、量及性状等,并及时告知医师,以便进行药物剂量的调整。

Q8 环磷酰胺服用时有哪些注意事项?

答： 环磷酰胺可引起出血性膀胱炎,要多饮水,必要时可用美司钠拮抗。

陈妍妍　郑晓青

疾病五　自身免疫性溶血性贫血

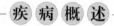疾 病 概 述

概述

　　自身免疫性溶血性贫血（autoimmune hemolytic anemia,
AIHA）系免疫调节功能发生异常,产生抗自身红细胞抗体致红
细胞破坏的一种贫血。根据致病抗体作用于红细胞时所需温度
的不同,分为温抗体型自身免疫性溶血性贫血和冷抗体型自身免
疫性溶血性贫血。温抗体型自身免疫性溶血性贫血在37℃时作
用最活跃,不凝集红细胞,为IgG型不完全抗体。冷抗体型自身
免疫性溶血性贫血在20℃以下作用活跃,低温下可直接凝集红
细胞,为完全抗体,绝大多数为IgM。还有一种特殊的IgG型冷
抗体即D-L（Donath-Landsteiner antibody）,在20℃以下时可结
合于红细胞表面,固定补体,当温度升高至37℃时,已结合在红
细胞上的补体被依次激活,导致红细胞破坏而引发"阵发性寒冷
性血红蛋白尿"（paroxysmal cold hemoglobinuria, PCH）。根据
是否存在基础疾病,温、冷抗体型溶血均可分为原发性和继发性
两大类。温抗体型自身免疫性溶血性贫血年发病率为十万分之
一至八万分之一,占全部自身免疫性溶血性贫血的80%～90%,

可以发生在任何年龄。特发性患者女性为主；继发性患者多为40岁以上发病，随年龄逐渐增加。儿童患者以4岁前患病为多见，成人以40岁以上患病为多见，发病高峰在60～70岁，无种族差异。

🐛 发病原因

原发性温、冷抗体型自身免疫性溶血性贫血不存在基础疾病。

继发性温抗体型自身免疫性溶血性贫血常见的病因有：① 感染，特别是病毒感染，如麻疹病毒、EB病毒、巨细胞病毒等；② 自身免疫性疾病，如系统性红斑狼疮、类风湿性关节炎；③ 恶性淋巴增殖疾病，如淋巴瘤、慢性淋巴细胞白血病等；④ 药物，如嘌呤类似物（氟达拉滨）、青霉素（派拉西林）、头孢菌素（头孢曲松）等。

继发性冷抗体型自身免疫性溶血性贫血常见的病因有以下两种。

（1）冷凝集素综合征（cold autoagglutins syndrome, CAS）：① 感染，如支原体肺炎、传染性单核细胞增多症；② B细胞淋巴瘤、华氏巨球蛋白血症、慢性淋巴细胞白血病。

（2）PCH常见的病因：梅毒、病毒感染等。

🐛 临床表现

1. 温抗体型自身免疫性溶血性贫血　　多数起病缓慢，成年女性多见，以贫血、黄疸、脾大为特征，1/3的患者有贫血及黄疸，半数以上有轻、中度脾大，1/3有肝大。急性起病者，可有寒战、高热、腰背痛、呕吐、腹泻，严重者可出现休克和神经系统表现。继发性常伴有原发疾病的临床表现。10%～20%患者可伴有免疫性血小板减少性紫癜，称为伊文思综合征（Evan's syndrome）。

2. 冷抗体型自身免疫性溶血性贫血　　CAS患者表现为耳、鼻尖、足趾、手指等部位发绀,受暖后消失。伴贫血、血红蛋白尿等;PCH患者遇冷可引起血红蛋白尿,伴发热、腹痛、腰背痛、恶心、呕吐等,反复发作者可有脾大、黄疸、含铁血黄素尿等。

治疗选择

1. 病因治疗　　积极寻找病因如感染、自身免疫性疾病、肿瘤、药物等,治疗原发疾病。

2. 内科药物治疗　　首选药物是糖皮质激素如波尼松、甲泼尼龙、地塞米松等,有效率80%以上。其他免疫抑制剂使用的指征:① 糖皮质激素和脾切除都不缓解;② 有脾切除禁忌证;③ 泼尼松维持量大于10毫克/天。常用环磷酰胺、硫唑嘌呤等,可与激素同用,总疗程需半年左右。利妥昔单抗作用机制复杂,有效率40%～100%不等。

3. 脾切除、血浆置换、输血治疗　　脾切除为二线治疗,有效率60%,指征:① 糖皮质激素无效;② 泼尼松维持量大于10毫克/天;③ 有激素应用禁忌证或不能耐受。术后复发病例再用糖皮质激素治疗,仍可有效。血浆置换术可有一定疗效,但作用不持久。贫血较重者应输洗涤红细胞,且速度应缓慢。

预后

大剂量糖皮质激素对温抗体型自身免疫性溶血性贫血患者疗效良好,对反应不佳脾切除者有一定效果。CAS预后较温抗体型好。大多数患者能耐受轻度贫血,对劳动及体力活动影响较小,多数长期存活。PCH不至于成为慢性严重贫血或死亡的原因。虽然急性发作时症状严重,但在几天或几周后可自发缓解。

药 物 治 疗

治疗目标

临床症状消失,血红蛋白和红细胞恢复到正常水平。

常用药物

自身免疫性溶血性贫血常用治疗药物,见表7。

联合用药及注意事项

1. **糖皮质激素**　与非甾体消炎镇痛药(如阿司匹林、塞来昔布、双氯芬酸等)合用可加强其致溃疡作用;可增强对乙酰氨基酚(扑热息痛)的肝毒性;与两性霉素B或乙酰唑胺合用,可加重低钾血症,长期与乙酰唑胺合用易发生低血钙和骨质疏松;与降糖药如胰岛素合用需调整降糖药的剂量;与三环类抑郁药如阿米替林、丙米嗪合用可加重精神症状;与大环内酯类药物如红霉素和酮康唑合用可抑制其代谢,需调整其剂量以避免过量;与苯妥英钠、卡马西平、利福平合用可促进其代谢,其作用效果降低,需调整剂量;其可减弱抗凝血药如华法林和口服降糖药作用,注意调整华法林和口服降糖药剂量。

2. **环孢素**　与甲泼尼龙联用,可观察到惊厥的发生,两药联用注意监测;对于使用免疫抑制剂(糖皮质激素等皮质固醇类)治疗的患者,禁忌接种减毒活疫苗,接种灭活疫苗及生物基因技术生产的疫苗,其作用效果会降低,甚至无效;对于接受非免疫抑制剂量皮质类固醇治疗的患者,可按要求接受免疫接种;糖皮质激素与免疫抑制剂联合使用,可增加患者感染的风险,使用期间需密切注意;结核病、急性细菌性或病毒性感染患

表7　自身免疫性溶血性贫血的常用治疗药物

常用药物	适应证	禁忌证	服用时间	不良反应	储存条件
泼尼松	过敏性与自身免疫性炎症性疾病如系统性红斑狼疮、自身免疫性溶血性贫血等	①肾上腺皮质激素类药物过敏者禁用；②高血压、血栓症、消化性溃疡、精神病、电解质代谢异常、心肌梗死、内脏手术、青光眼等患者以及真菌和病毒感染者一般不宜使用	餐后	剂量大时易引起糖尿病、消化道溃疡、高血压、糖尿病、骨质疏松、肌肉萎缩、伤口愈合延缓等	遮光，密封
甲泼尼龙	血液病，如自身免疫性溶血性贫血，成红细胞减少症、成人继发性血小板减少症等	①全身性真菌感染；②甲泼尼龙过敏；③儿童、糖尿病患者、高血压患者和有精神病史的患者，某些传染性疾病（如疱疹结核）或某些病毒引发的疾病（如水痘）患者，应在医疗监督下并可能缩短使用药物期	餐后	①电解质紊乱，如钠潴留、低钾性碱中毒、高血压、体液潴留等；②类固醇疾病、肌无力、骨质疏松、压缩性骨折、病理性骨折、腱断裂；③胃肠道反应，如溃疡出血、穿孔；④延缓伤口愈合、瘀点、瘀斑、皮肤变薄；⑤加重精神病引发潜在的糖尿病、过敏等	密闭，15～25℃保存
地塞米松	过敏和自身免疫性溶血性贫血	同泼尼松	餐后	剂量大易引起糖尿病、消化道溃疡和类库欣综合征，对下丘脑－垂体－肾上腺轴制作用较强，并发感染	遮光，密封
环磷酰胺	糖皮质激素和脾切除都不能缓解者；有脾切除禁忌证、泼尼松维持量大于10毫克/天者，常与糖皮质激素同用	对环磷酰胺过敏、妊娠及哺乳期妇女		①骨髓抑制；②胃肠道反应，如恶心、呕吐，一般停药1～3天即可消失；③膀胱炎	遮光，密封,30℃以下保存

（续表）

常用药物	适应证	禁忌证	服用时间	不良反应	储存条件
硫唑嘌呤	糖皮质激素和脾切除都不能缓解者；有脾切除禁忌证，泼尼松维持量大于10毫克/天者；常与糖皮质激素同用	对硫唑嘌呤高度过敏者		①骨髓抑制；②肝功能损害、畸胎、皮疹，偶见肌萎缩	遮光，密封
达那唑	免疫调节，治疗自身免疫性溶血性贫血有一定疗效。常与糖皮质激素同用	①血栓症患者；②心肝肾疾病患者；③异常性生殖器出血		多毛、乏力和肝功能损害、停药后可好转	遮光，密封
环孢素A	糖皮质激素和脾切除都不能缓解者，有脾切除禁忌证者，泼尼松维持量大于10毫克/天者，初期与糖皮质激素治疗自身免疫性溶血性贫血	①对环孢素及其任何赋形剂过敏；②肾功能不全（肾病综合征除外）；③未控制的高血压，感染；④已知和确诊的任何类型恶性肿瘤		齿龈/毛发增生、高血压、胆红素增高，肾功能受损等	25℃以下保存
利妥昔单抗	糖皮质激素和脾切除都不能缓解者，有脾切除禁忌证者，泼尼松维持量大于10毫克/天者，用于自身免疫性溶血性贫血的二线治疗	①对处方中的活性成分或任何辅料过敏；②严重心力衰竭；③严重活动性感染或免疫应答严重损害（CD4+或CD8+T细胞计数明显严重下降）	静脉滴注	①很常见：细菌或病毒感染、中性粒细胞减少或白细胞减少、血管性水肿、恶心、皮肤瘙痒、发热、寒战。②常见：败血症、高血糖、高血压、感觉异常、肌肉或关节痛	2～8℃保存

者应慎用,必须使用时应给予足量敏感抗生素治疗,糖尿病、骨质疏松、肝硬化、肾功能不良、甲状腺功能低下慎用,另外运动员慎用。

3. 环磷酰胺 可使血清中假胆碱酯酶减少,致使血尿酸水平增高,与抗痛风药如别嘌醇、秋水仙碱、丙磺舒合用应调整抗痛风药的剂量;环磷酸胺抑制胆碱酯酶,故可延长可卡因作用并增加其毒性;大剂量巴比妥类、皮质激素类药物可影响环磷酰胺代谢,同时使用可增加环磷酰胺的急性毒性;注意环磷酰胺的代谢产物对尿路有刺激,服用时应多饮水,大剂量使用时应水化、利尿,同时给予尿路保护剂美司钠。

4. 达那唑 与胰岛素同用时,容易产生耐药性,与华法林合用,抗凝作用增强,容易诱发出血;癫痫、偏头痛、糖尿病患者慎用。应注意有无心脏功能损害、肾脏功能损害、生殖器官出血及肝功能损害,男性用药时,需检查精液量、黏度、精子数和活动力,每3~4个月检查一次,特别是青年患者,女性开始时应采取工具避孕,防止妊娠,一旦妊娠,立即停药并终止妊娠。另外,如出现男性化症状,应停止治疗。

5. 环孢素A 与阿昔洛韦、氨基糖苷类抗生素(如庆大霉素、妥布霉素)、两性霉素B、环丙沙星、呋塞米、万古霉素、非甾体类抗炎药(如双氯芬酸、吲哚美辛)等合用可增加肾毒性,应密切监测肾功能;与苯妥英钠、利福平、奥曲肽、普罗布考等合用可降低环孢素血药的浓度,与氯喹、红霉素、酮康唑、氟康唑、伊曲康唑、地尔硫草、维拉帕米、甲氧氯普胺、口服避孕药、达那唑、甲泼尼龙(高剂量)、别嘌醇、胺碘酮、普罗帕酮等合用可提高环孢素的血药浓度,注意调整其剂量;在使用环孢素期间,疫苗接种的效果可能降低,应避免应用减毒活疫苗。

6. 利妥昔单抗 可引起输注反应,可能表现寒战、发热、风疹、血管神经性水肿等；肺部事件如组织缺氧、肺浸润和急性呼吸衰竭；可能引起低血压，输注前12小时及输注过程中，应考虑停用抗高血压药物；不得用于治疗同时患有严重活动性感染的患者；使用利妥昔单抗治疗前，应对免疫情况进行审查，应在第一次给药前至少4周进行免疫接种。

特殊人群用药指导

1. 儿童用药指导　　儿童自身免疫性溶血性贫血，可选用糖皮质激素，泼尼松、甲泼尼松龙应尽量短期使用并加强监测，避免使用长效制剂如地塞米松；长期使用糖皮质激素必须密切观察，因为发生骨质疏松症、股骨头缺血性坏死、青光眼、白内障的危险性都增加，剂量选择除根据年龄和体重外，还要按疾病的严重程度和患儿对治疗的反应，对有肾上腺皮质功能减退患儿，其激素的用量应根据体表面积而定，否则易发生过量，尤其是婴幼儿和矮小或肥胖的患儿。

2. 老年人用药指导　　老年患者使用糖皮质激素容易产生高血压；更年期后的女性患者使用易发生骨质疏松；使用达那唑的患者应减量；合用肾功能不全的患者应慎用环孢素。

3. 妊娠期妇女用药指导　　自身免疫性溶血性贫血合并妊娠患者禁用环磷酰胺、达那唑，而泼尼松、甲泼尼龙、环孢素相对安全，妊娠妇女使用泼尼松可导致胎盘功能不全、新生儿体重减少或死胎发生率增加，环孢素无致畸作用，但只有药物的疗效明显超过其对胎儿的潜在危险时，妊娠期妇女方可接受，具体药物选择应遵医嘱，用药期间需在专科医师的指导下定期开展产前检查，严密监测胎儿的发育情况。哺乳期妇女使用上述药物期间不宜哺乳。

🐾 用药案例解析

案·例·1

病史： 患者，男性，33岁。半个多月前因感冒，服用抗感冒、消炎等药物，随后不久就出现尿色深黄至浓茶色，越来越明显，且尿量明显减少，自认为有"热气"或"湿热"而大量饮用开水及凉茶后均无改变，尿色仍深至浓茶色，有时近似浅酱油色，近10天越来越严重，且伴头晕、乏力、面色苍白，偶有腰酸、腰痛，但无排尿不适感，因贫血逐渐加重住院，入院后诊断为自身免疫性溶血性贫血。该贫血是否因感冒服用消炎、退热等药物引起？

解析： 药物诱发的溶血性贫血是一种由药物在体内通过促进免疫功能促使红细胞破坏而引起的贫血。其溶血特点：①起病多为急性溶血；②常出现血红蛋白尿和脾大；③抗人球蛋白实验阳性。能引起这种类型溶血的药物主要有青霉素、头孢菌素、奎宁、奎尼丁、氯丙嗪、异烟肼、利福平、对氨基水杨酸、磺胺类、苯妥英钠等、甲基多巴、左旋多巴及抗风湿药等。本例虽有服抗感冒、消炎等药物，但一般认为此两种药物未列入免疫性溶血性溶血药之列，患者无药物诱发的溶血性贫血的特点，故该贫血是由药物诱发的免疫性溶血性贫血可能性不大。

案·例·2

病史： 患者，女，45岁，诊断为原发性自身免疫性溶血性贫血，初始治疗给予泼尼松1毫克/（千克·天），缓解后逐渐减量至10毫克/天维持,血红蛋白维持140克/升左右,10个月后复发,泼尼松加至初始剂量后血红蛋白维持于90克/升,后过3个月因劳累病情加重,出现皮肤黏膜黄染,尿色加深,血红蛋白水平进行性下降后给予大剂量甲泼尼松龙、环孢素等药物治疗未有改善,脾切除后血红蛋白最低24克/升。经患者同意,使用利妥昔单抗治疗好转。

解析:感染、劳累、精神刺激等因素常能诱发自身免疫性溶血性贫血患者发生急性溶血,故患者需要起居有常,随气候变化及时增减衣物,应避免体劳、神劳及房劳过度,根据自身身体情况进行适当的锻炼,以增强体质及抗病能力。该患者未注重生活调理,因劳累加重了病情。针对复发性、难治性或重型AHIA使用二线药物可选择利妥昔单抗治疗,利妥昔单抗是抗CD20单克隆抗体,可以快速清除体内的B细胞,用于治疗B细胞介导的自身免疫性疾病。常见毒性反应为发热、寒战、乏力、头痛、皮疹、喉头水肿、低血压、感觉异常、恶心、呕吐等且多发生于首次给药后30～120分钟,进行缓慢输注或暂时停止输注可以缓解上述症状,用药前30～60分钟可以口服抗过敏药氯苯那敏或苯海拉明用于预防。

温馨提示

糖皮质激素与免疫抑制剂联合使用,可增加感染的风险性,使用期间需密切注意。

用药常见问题解析

Q1 自身免疫性溶血性贫血需要铁剂治疗吗?

答: 对于很多贫血,铁剂治疗是无效的。铁剂的治疗作用是针对缺铁性贫血,而自身免疫性溶血性贫血,铁剂是没有作用的。盲目使用铁剂,不仅造成浪费,而且对身体有害,若长期服用过量的铁剂,铁能通过直接渗透作用,通过肠黏膜进入血液,可诱发以肝硬化、糖尿病和皮肤色素沉着为主要表现的血色病(因组织中铁的沉积过多而发生的全身性疾病)。因此,非缺铁性贫血人群,长期大量服用铁剂对身体有害,更不能把铁剂作为补血营养药而滥用。

Q2 糖皮质激素何时服用?

答: 根据糖皮质激素昼夜分泌的规律,午夜时含量最低,清晨时含量最高,应于早晨7～8时服用。

Q3 哪些情况尽量避免使用糖皮质激素?

答: 对糖皮质激素过敏、严重高血压、严重糖尿病、活动性消化性溃疡、较严重的骨质疏松、严重精神病史、癫痫、骨折等患者应避免使用糖皮质激素。但是,若有必须用糖皮质激素类药物才能控制疾病,挽救患者生命时,如果合并上述情况,可在积极治疗原发疾病、严密监测上述病情变化的同时,慎重使用糖皮质激素类药物。

Q4 自身免疫性溶血性贫血服用糖皮质激素一般需多长时间?

答： 糖皮质激素治疗3周后，多数患者可取得明显疗效（网织红细胞下降，血红蛋白稳定上升，黄疸明显改善）。疗效不佳者仅糖皮质激素长期使用并无益处，应考虑联合二线免疫抑制剂治疗。足量糖皮质激素治疗疗程以3个月内为宜。2/3以上患者血红蛋白可稳定于100克/升。其后应逐渐减量：开始每周递减10毫克/天（按泼尼松量计算）；减至30毫克/天后，每周递减5毫克/天；减至15毫克/天后，每2周递减2.5毫克/天。以最小维持量（可维持血红蛋白＞90克/升的剂量）维持治疗3～6个月后可停用。具体时间根据自身情况咨询专科医师。

Q5 糖皮质激素能突然减量或停药吗？

答： 不能，长期中或大剂量使用糖皮质激素时，减量过快或突然停用可出现肾上腺皮质功能减退样症状，轻者表现为精神萎靡、乏力、食欲减退、关节和肌肉疼痛，重者可出现发热、恶心、呕吐、低血压等，危重者甚至发生肾上腺皮质危象，需及时抢救。另外，反跳现象可使原发病复发或加重，应恢复糖皮质激素治疗并常需加大剂量，稳定后再慢慢减量。

Q6 使用环磷酰胺应注意什么？

答： 环磷酰胺在体内的代谢产物对尿路有刺激性，服用后应多饮水，观察尿液颜色，若出现膀胱刺激症状、少尿、血尿等应及时就医。大剂量应用时，应水化、利尿，同时给予尿路保护剂美司钠。

Q7 利妥昔单抗说明书中未提到用于治疗自身免疫性溶血性贫血,为什么可以用呢?

答: 国内外有相关的实例报道及中国专家共识中提到,利妥昔单抗对难治性自身免疫性溶血性贫血能够获得良好的疗效,作为其他药物及脾切除无效的患者的选择。

Q8 使用环孢素需要测血药浓度吗?

答: 应用环孢素的患者应定期监测血药谷浓度(即每次服药前的血药浓度),监测血药浓度必须在清晨服药前进行采血,采血之后再服药,否则会严重影响检测结果。医师会根据血药浓度的水平对药物的使用剂量进行调整,使血药浓度尽可能维持在有效而且安全的水平。

Q9 能调换不同品牌的环孢素服用吗?

答: 不推荐患者在应用一种品牌环孢素治疗稳定的情况下换用其他品牌的药物。如果必须更换不同品牌的药物,需要监测血药谷浓度直至维持目标浓度稳定。因为不同品牌的环孢素在药物起效、代谢等方面存在差异,这是其他药物应用时不常见的现象。

Q10 中药能治疗自身免疫性溶血性贫血吗?

答: 自身免疫性溶血性贫血属于中医的"虚劳、血症、黄疸"等范畴。临床症状常错综复杂,急性期以湿热内蕴为主,慢性期以气阴两虚、脾肾两虚为主,多夹有血瘀。可运用中药的有效成分清除血液中的致敏因子,减轻红细胞的易溶性,抑制溶血反应,从而达到良好的治疗效果。

杨　翠　索朗次仁

疾病六 骨髓增生异常综合征

疾 病 概 述

概述

骨髓增生异常综合征（myelodysplastic syndrome, MDS）是一组起源于造血干细胞的克隆性疾病，以病态造血，高风险向急性白血病转化为特征，主要表现为长期的进行性、难治性细胞减少的血液病。MDS发病率为（10～12）/100 000人口，大部分患者为中老年人，其中50岁以上的病例占50%～70%，男女比例约为2:1。

分类

1. 难治性贫血（refractory anemia, RA） 血象主要表现为贫血。

2. 环形铁粒幼细胞性难治性贫血（RA with ringed sideroblasts, RAS） 在难治性贫血的基础上，伴有骨髓环形铁粒幼细胞增多。

3. 难治性贫血伴原始细胞增多（RA with excess blasts, RAEB） 在难治性贫血的基础上，伴有骨髓原始细胞增多。

4. 难治性贫血伴原始细胞增多转变型（RAEB in transformation,

RAEB-t） 在难治性贫血基础上,伴有骨髓及外周血原始细胞增多。

5.慢性粒-单核细胞性白血病(chronic myelomonocytic leukemia, CMML） 主要造血特征为粒细胞单核细胞增多。

🍑 发病原因

原发性骨髓增生异常综合征的病因尚不明确,继发性骨髓增生异常综合征多见于烷化剂、放射线、有机毒物等密切接触者。

🍑 临床表现

几乎所有的MDS患者都有贫血症状,如面色苍白、乏力、心悸、头晕眼花、毛发无光泽易断,症状与贫血的严重程度相关。约60%的MDS患者有中性粒细胞减少,这使得MDS患者容易发生感染,并且容易发生化脓性关节炎、结核、坏疽等不常见的细菌感染或真菌感染。40%～60%的MDS患者有血小板减少,血小板减少可导致患者出血,常见的出血部位包括呼吸道、消化道、皮肤、黏膜、牙龈等,有些患者也会有颅内出血。早期的出血症状较轻,多为皮肤黏膜、牙龈出血,晚期出血趋势加重,其中脑出血是患者死亡的主要原因之一。

🍑 治疗选择

1. 支持治疗 对于严重贫血和有出血症状者可输注红细胞和血小板。粒细胞减少和缺乏者应注意防治感染。长期输血者应注意使用除铁治疗。

2. 药物治疗 促进造血功能,改善患者血象,提高生活质量,延迟向急性髓细胞白血病转化。

3. 造血干细胞移植 这是目前唯一能治愈MDS的疗法。

🍎 预后

骨髓增生异常综合征的病程大致有以下三种演变模式。

（1）第一种：患者病情稳定，随诊中未发生白血病病变，仅靠一般支持治疗可存活数年，甚至十多年。

（2）第二种：患者初期病情稳定，与第一种相似，骨髓中原始细胞不增多或轻度增多。经过一段时间以后，骨髓中原始细胞突然迅速增多，转变为白血病。

（3）第三种：患者骨髓中原始细胞缓渐进行性增多，临床病情也随之发展，直至转变成白血病。

RA和RAS患者临床进展缓慢，中位生存期3～6年，白血病转化率为5%～15%。RAEB和RAEB-t患者病情进展快，中位生存期分别为12个月、5个月，白血病转化率高达40%、60%。CMML中位生存期约20个月，约30%转变为白血病。

药 物 治 疗

🍎 治疗目标

改善骨髓增生异常综合征的症状，预防感染，预防出血，提高患者生活质量和存活率。

🍎 常用药物

骨髓增生异常综合征常用治疗药物，见表8。

🍎 联合用药注意事项

1. 粒细胞刺激因子及粒细胞-巨噬细胞刺激因子　若与化疗药物合用会加重骨髓毒性，因而不宜与化疗药物同时使用，应于

表 8　骨髓增生异常综合征的常用治疗药物

常用药物		适应证	禁忌证	服用时间	不良反应	储存条件
司坦唑醇		伴有严重贫血和出血症状的MDS患者	①妊娠期妇女、哺乳期妇女；②前列腺癌患者；③严重肝病、肾脏病、心脏病、高血压患者	饭后	①消化系统：恶心、呕吐、消化不良、腹泻。②皮肤：皮疹、颜面潮红、③电解质：水钠潴留、水肿。④女性长期使用可能会有痤疮、多毛、阴蒂肥大、闭经或月经紊乱等症。⑤男性长期使用可能会有痤疮、精子减少、精液减少	遮光、密闭保存
促造血药物	十一酸睾酮	伴有严重贫血和出血症状的MDS患者	①妊娠期妇女、哺乳期妇女；②前列腺癌、乳腺癌患者及可疑者；③对本品中的任何成分过敏者	饭后	①消化系统：恶心、呕吐、消化不良、腹泻。②皮肤：皮疹、颜面潮红、③电解质：水钠潴留、水肿。④女性长期使用可能会有痤疮、多毛、阴蒂肥大、闭经或月经紊乱等症。⑤男性长期使用可能会有痤疮、精子减少、精液减少	遮光、密封保存
	促红细胞生成素	伴有严重贫血和出血症状的MDS患者	①未控制的重度高血压患者；②对本品及其他哺乳动物细胞衍生物过敏者；③合并感染者，宜控制感染后再使用本品		①一般反应：头痛、低热、乏力等。②过敏反应：皮疹、荨麻疹、过敏性休克等。③心脑血管系统：血压升高。④血液系统：血液黏度升高，注意防止血栓。⑤胃肠道反应：恶心、呕吐、食欲缺乏、腹泻等	2～8℃保存，勿冻，勿热，勿振摇

（续表）

常用药物	适应证	禁忌证	服用时间	不良反应	储存条件
粒细胞-巨噬细胞刺激因子（GM-CSF）	伴中性粒细胞缺乏的MDS患者	①对粒细胞-巨噬细胞刺激因子中任何成分过敏者；②自身免疫性血小板减少性紫癜者		①最常见的不良反应为发热、骨痛及关节肌肉酸痛、皮疹或瘙痒、腹痛及腹泻，严重者可见心包炎、血栓形成；②少数患者初次用药可出现首剂反应，表现为面部潮红，出汗及血压下降；③罕见而严重的不良反应有心功能不全、室上性心动过速、毛细血管渗漏综合征、脑血管疾病、精神错乱、惊厥、高血压或低血压、颅内高压、肺水肿和晕厥，甚至发生急性过敏反应，表现为过敏性休克、血管神经性水肿及支气管痉挛等	2~8℃避光保存
促造血药物					
粒细胞刺激因子（G-CSF）	伴中性粒细胞缺乏的G-MDS患者	①对粒细胞刺激因子中任何成分过敏者及对大肠杆菌表达的其他制剂过敏者；②严重肝、肾、心、肺功能障碍者；③骨髓中幼稚粒细胞未显著减少的骨髓性白血病或外周血中检出幼稚粒细胞的骨髓性白血病		①肌肉骨骼系统：肌肉酸痛、骨痛、腰痛、胸痛等现象。②消化系统：食欲缺乏的现象，或肝脏谷丙转氨酶、谷草转氨酶升高。③其他：有人会出现发热、头疼、乏力及皮疹、ALP、LDH升高。④极少数人会出现休克、间质性肺炎、成人呼吸窘迫综合征、幼稚细胞增加	2~8℃避光保存，禁止冻结

（续表）

常用药物		适应证	禁忌证	服用时间	不良反应	储存条件
	去铁胺	长期输血或铁负荷过多的MDS患者	①对本品过敏者;②肾功能不全者禁用;③妊娠期及哺乳期妇女慎用		①口服给药可引起胃肠刺激症状,如恶心、腹部不适感等;②肌内注射可引起局部疼痛、视听障碍、晶状体浑浊、全身发红、荨麻疹等;③静脉给药除有上述反应外,偶有低血压、心悸、呼吸加快、低氧血症、防厥、休克等	4℃以下保存
去铁治疗药物	去铁酮	长期输血或铁负荷过多的MDS患者,不耐受其他去铁剂时	①对活性成分或处方中的任何成分过敏;②有复发的嗜中性粒细胞减少症史或粒细胞缺乏症史;③妊娠期或哺乳期妇女	空腹服用	①淡红色或棕色尿;②一般不良反应包括恶心、呕吐、腹痛和食欲增强,多在服用去铁酮治疗的早期出现,且大多数患者在继续治疗数日或数周后缓解;③关节疼痛,关节炎;④谷丙转氨酶(ALT)增高;⑤粒细胞缺乏症	30℃以下保存
	地拉罗司	长期输血或铁负荷过多的,两岁以上儿童及成人MDS患者	对地拉罗司或当中任何成分过敏者	餐前30分钟服用	①常见不良反应:腹泻、呕吐、头痛、腹痛、发热、皮疹、增加血清肌酐等;②其他不良反应:肝酶增加、咳嗽、喉咙发炎、荨麻疹	30℃以下密封保存
去甲基化药物	阿扎胞苷	高危MDS患者、低危患者并发严重血细胞减少和(或)输血依赖患者,应用去甲基化药物治疗,以改善血细胞减少、减轻或脱离输血依赖	①已知对阿扎胞苷过敏的患者禁用;②妊娠期、哺乳期妇女禁用		①胃肠道反应,如恶心、呕吐、腹泻、便秘;②白细胞减少;③肝损害	25℃左右

（续表）

常用药物		适应证	禁忌证	服用时间	不良反应	储存条件
去甲基化药物	地西他滨	高危MDS患者，低危患者并发严重血细胞减少和（或）输血依赖者，应用去甲基化药物治疗，以改善血细胞减少或减轻或脱离输血依赖	已知对地西他滨过敏的患者禁用		中性粒细胞减少、血小板减少、贫血、虚弱、发热、恶心、咳嗽、瘀点、便秘、腹泻、高血糖	贮藏在25℃左右
免疫调节药物	沙利度胺	中危及高危MDS患者	①妊娠期及哺乳期妇女禁用；②儿童禁用；③对本品过敏者禁用；④本品可导致倦怠和嗜睡，从事危险工作者禁用，如驾驶员、机器操作者等	每天固定时间服用，餐前餐后均可	①对胎儿有严重致畸性；②其他不良反应有口鼻黏膜干燥、倦怠、嗜睡、眩晕、皮疹、便秘、恶心、腹痛、面部水肿、多发性神经炎、过敏反应等	遮光、密封保存
免疫抑制剂	环孢素	低危MDS患者	①对环孢素及其任何赋形剂过敏者；②除了肾病综合征外的肾功能不全患者；③未控制的高血压；④未控制的感染；⑤除皮肤癌以外的任何恶性肿瘤；⑥病毒感染者，如水痘、带状疱疹等	分2次服用（早上和晚上）	①常见的不良反应：肾功能损害、高血压、震颤、多毛、胃肠功能紊乱、齿龈增生、肝功能损害、感染、疲劳、头痛及感觉异常。②较少发生的不良反应：痉挛、皮疹、高尿酸血症、高胆红素血症、高钾血症、低血镁症、贫血、消化性溃疡、水肿、体重增加、惊厥。③罕见的不良反应：过敏反应、胰腺炎、白细胞减少、雷诺综合征、糖尿病、血尿等	密封保存

（续表）

常用药物	适应证	禁忌证	服用时间	不良反应	储存条件
阿糖胞苷	高危组尤其原始细胞增多亚型的MDS患者	① 妊娠期及哺乳期妇女忌用；② 对本品活性成分及辅料成分过敏者禁用；③ 本品使用苯甲醇作为溶媒，禁用于儿童肌内注射		① 血液和淋巴系统症状：贫血，白细胞减少，血小板减少，巨幼红细胞增多和网织红细胞减少。② 感染和侵染：身体任何部位的病毒、细菌、真菌、寄生虫或腐生生物感染。③ 阿糖胞苷综合征主要表现为：发热，肌痛，骨痛，偶尔胸痛，斑丘疹，结膜炎和不适。④ 其他不良反应：过敏反应，厌食，神经毒性，头晕，头痛，心包炎，血栓性静脉炎，气促，咽喉痛，腹痛，腹泻等症状	室温下贮藏（15～25℃）
细胞毒性化疗 阿柔比星	高危组尤其原始细胞增多亚型的MDS患者	① 心、肝、肾功能异常或有严重心脏病史者禁用；② 对本品、多柔比星、表柔比星过敏者禁用；③ 周围血象中白细胞明显或血小板明显减低，发热或伴明显感染，恶病质、失水、出血、电解质或酸碱平衡失调、胃肠道梗阻、明显黄疸或肝功能障碍及心肺功能不全者均禁用本品		① 心脏毒性：可出现心动过速，心律失常，心电图Q-T延长，T波等异常改变，偶有严重者出现心力衰竭。本药心脏毒性较阿霉素轻。② 骨髓抑制：表现白细胞、血小板减少或贫血。③ 胃肠道反应：厌食，恶心，呕吐，口腔疼或腹泻。④ 其他：可见发热，皮疹或脱发，色素沉着及肝肾功能损害	遮光，密封保存

（续表）

常用药物	适应证	禁忌证	服用时间	不良反应	储存条件
细胞毒性化疗	高三尖杉酯碱	高危组尤其原始细胞增高亚型的MDS患者	① 妊娠期及哺乳期妇女禁用；② 严重或原发的心律失常及器质性心血管疾病患者禁用		① 骨髓抑制：本品对骨髓各系列的造血细胞均有抑制作用。对粒细胞系列的抑制较重，红细胞系列次之，对巨核细胞系列的抑制较轻。② 心脏毒性：较常见的心脏毒性有窦性心动过速、房性或室性期外收缩及心电图出现ST段变化及T波平坦等心肌缺血表现。③ 低血压。④ 消化系统：常见的症状为厌食、恶心、呕吐，少数患者可产生肝功能损害	遮光，密闭，在阴凉处保存
	伊达比星	高危组尤其原始细胞增高亚型的MDS患者	严重肝、肾功能不全，感染未得到控制，曾接受药物或放射治疗引起骨髓抑制，心脏病患者；妊娠期及哺乳期妇女		严重骨髓抑制和心脏毒性，致死性的感染。可逆性脱发，胃肠道反应如恶心、呕吐、黏膜疼、食管炎、腹泻，发热、寒战、皮疹。使用本药1～2天后尿液呈现红色	25 ℃以下保存

化疗结束后24～48小时使用,并且定期每周监测血象2次,特别是中性粒细胞数目变化的情况。

2. 司坦唑醇　　可使抗凝药物(如双香豆素、华法林等)药理活性增强,因此,在与香豆素类药物合用时要减少抗凝药用量,并注意监测凝血酶原时间和国际标准化比值。本品可减少环孢素的代谢,从而增加环孢素毒性(如肾功能障碍、肝功能障碍等),因此在与环孢素合用时,应密切监测环孢素的血药浓度,适量减少环孢素用量,并密切监测患者的肝肾功能。本品可能降低格列本脲的血药浓度,影响降血糖效果。本品与具肝毒性的药物合用时,可加重对肝脏的损害,尤其是长期应用,以及原来有肝病的患者。本品与肾上腺皮质激素合用时,可增加水肿的危险性,加速痤疮的产生。

3. 地拉罗司　　与UDP-葡萄糖醛酸转移酶(UGT)强诱导剂(如利福平、苯妥英钠、镇静安眠剂、蛋白酶抑制剂)联合使用可能会降低地拉罗司的临床疗效,若合用,应基于临床反应考虑增加本品的剂量。地拉罗司可引起消化道出血,应避免与有潜在致溃疡作用的药物(如非甾体抗炎药、糖皮质激素、口服双膦酸盐)合用。

4. 十一酸睾酮　　可使抗凝药物(如双香豆素、华法林、茴茚二酮等)活性增强,因此在与香豆素类药物合用时要减少抗凝药用量,并注意监测凝血酶原时间和国际标准化比值。糖尿病患者用此药治疗可能会导致胰岛素敏感性增加。

5. 沙利度胺　　能增强其他中枢抑制剂,尤其是巴比妥类药的作用。另外,沙利度胺与地塞米松合用发生中毒性表皮坏死松解症的危险性增加。

6. 去铁胺　　维生素C与去铁胺合用可以增强排铁作用。维生素C应该在去铁治疗1～2周后给予。

7. 环孢素　　与雌激素、雄激素、西咪替丁、地尔硫草、红霉素、酮康唑等合用时,会增加本品的血药浓度,因而可能使本品的肝毒性、肾毒性增加，故与上述各药合用时须慎重，并密切监测患者的肝、肾功能以及该药品的血药浓度。本品用药期间若输注贮存超过10天的库存血或与保钾利尿剂、含高钾的药物等合用，可引起血钾增高。与肝酶诱导剂（如利福平、苯妥英钠、苯巴比妥等）合用时，会增加本品的代谢，须增加本品的剂量。与肾上腺皮质激素、硫唑嘌呤、苯丁酸氮芥、环磷酰胺等免疫抑制剂合用，可能会增加引起感染和淋巴增生性疾病的危险性，故应谨慎合用该类药物。

8. 阿柔比星　　有心脏毒性作用，老年患者及已反复采用阿柔比星等蒽环类抗生素治疗的患者，应慎用或不用高三尖杉酯碱，以免增加心脏毒性。

9. 其他　　如与其他药物同时使用可能会发生药物相互作用，详情请咨询医师或药师。

🐾 特殊人群用药指导

1. 儿童用药指导　　儿童MDS患者禁用沙利度胺、司坦唑醇、十一酸睾酮、地拉罗司。司坦唑醇、十一酸睾酮长期应用可导致儿童性早熟、骨骺早闭，影响生长发育，应慎用。儿童MDS患者可选用促红细胞生成素、GM-CSF、G-CSF、去铁胺、去铁酮、阿扎胞苷、地西他滨、环孢素、阿糖胞苷、阿柔比星、高三尖杉酯碱、伊达比星等药物，具体药物选择应遵医嘱。

2. 青少年用药指导　　青少年男性MDS患者慎用坦唑醇、十一酸睾酮，以避免骨骺早闭及性早熟，可选用促红细胞生成素、GM-CSF、G-CSF、去铁胺、去铁酮、地拉罗司、阿扎胞苷、地西他滨、环孢素、阿糖胞苷、阿柔比星、高三尖杉酯碱、伊达比星等药物，具体药物选择应遵医嘱。

3. 老年人用药指导　　老年MDS患者慎用司坦唑醇、十一酸睾酮、地拉罗司、环孢素和阿柔比星。司坦唑醇和十一酸睾酮易引起水钠潴留、高钾血症,而老年患者容易有前列腺功能障碍,这类药易引起前列腺肿大。环孢素及地拉罗司易引起肾功能损害,老年患者易合并肾功能不全,故应慎用本品。阿柔比星可引起心脏毒性及肝肾功能损害,老年患者慎用。老年患者可选用促红细胞生成素、GM-CSF、G-CSF、去铁胺、去铁酮、阿扎胞苷、地西他滨、阿糖胞苷、高三尖杉酯碱、伊达比星等药物,具体药物选择应遵医嘱。但由于老年人肝肾功能多有不同程度的减退,用药期间需加强监测血常规、肝肾功能等指标。

4. 妊娠期妇女用药指导　MDS合并妊娠患者禁用司坦唑醇、十一酸睾酮、去铁酮、阿扎胞苷、沙利度胺、阿糖胞苷、伊达比星、阿柔比星和高三尖杉酯碱,并慎用地西他滨。司坦唑醇、十一酸睾酮对女性胎儿可能有雄激素效应,影响胎儿生长发育。沙利度胺有严重的致畸作用,如果在妊娠期间服用本品,对未出生的胎儿会引起严重的出生缺陷和死亡。去铁酮有致突变性和致染色体断裂性,妊娠期妇女禁用,育龄妇女用药期间应避免妊娠。而促红细胞生成素、GM-CSF、G-CSF、去铁胺、地拉罗司等药物相对安全,具体药物选择应遵医嘱。但用药期间需在专科医师的指导下定期开展产前检查,严密监测胎儿的发育情况。

 用药案例解析

案 例 1

病史:患者,女性,36岁,面色苍白、头晕、乏力1年余,诊断为MDS,给予司坦唑醇(口服,每天3次,每次2毫克),1个月后自觉症状改善,遂自行停药。近1周再次出现头晕、乏力症状。

> **解析**：司坦唑醇作用是刺激骨髓造血，改善症状，但是该药疗程至少为3个月，最长可服1年以上。患者用药1个月就自行停药，疗程不够，疗效不足。

案·例·2

> **病史**：患者，女性，26岁，诊断MDS半年，期间服用十一酸睾酮、沙利度胺，症状控制良好。近日该患者发现妊娠1个月，遂自行停用药物，并咨询医师药物是否会影响胎儿。
>
> **解析**：沙利度胺对胎儿有致畸性，妊娠期妇女及哺乳期妇女禁用，如果在治疗期间妊娠，必须立即停止使用沙利度胺，并咨询医师做相应的处理。

温 馨 提 示

（1）MDS患者不能随意停药或减量，否则会导致症状复发。

（2）MDS患者用药期间，有生育意愿的患者应先首先向专科医师咨询，并进行治疗药物的调整。

用 药 常 见 问 题 解 析

Q1 服用去铁酮片应当注意什么？

答： ① 去铁酮片应当空腹（餐前1小时或餐后2小时）服用，因为食物会使去铁酮片的达峰时间延长，并且会降低其血清峰浓度。② 去铁酮不良反应之一是服药后会出现淡红色或棕色尿,是由铁-去铁酮复合物的排出所致,不必恐慌。③ 妊娠和哺乳期妇女禁用去铁酮,育龄妇女用药期间应避免妊娠,如果妊娠或计划妊娠,应立即停止服用去铁酮。

Q2 促红细胞生成素用药期间有哪些注意事项?

答:① 本品应当置于2～8℃冷藏保存,不能冷冻,储存及运输过程中避免振摇。② 应用本品有时会引起血清钾轻度升高,应适当调整饮食,若发生血钾升高,应遵医嘱调整剂量。③ 治疗期间因出现有效造血,铁需求量增加。通常会出现血清铁浓度下降,如果患者血清铁蛋白低于100纳克/毫升,或转铁蛋白饱和度低于20%,应每天补充铁剂。④ 叶酸或维生素B_{12}不足会降低本品疗效。⑤ 严重铝过多也会影响疗效。

Q3 男性骨髓增生异常综合证患者准备生育,能不能停药?

答:某些治疗MDS的药物如伊达比星、地西他滨可致人类精子染色体的损伤,因此接受此类药物治疗的男性应采取有效的避孕措施。有生育意愿的患者应先进行遗传咨询,并进行治疗药物的调整。

Q4 骨髓增生异常综合证患者用药后常伴有粒细胞缺乏,容易发生感染,怎样进行预防?

答:① 注意个人卫生,室内注意开窗通风,保持适宜的温度。② 关注天气变化,注意增减衣服。③ 注意避免食用不洁食物。④ 减少陪护人员及探视人员,避免去人多的地方,远离患有感冒、流感、水痘等传染病的人。⑤ 保持皮肤完整,使用剪刀等锐器时,注意不要划伤皮肤,避免蚊虫叮咬。

Q5 服用沙利度胺期间,应当注意什么?

答: ① 本品可导致倦怠和嗜睡,从事危险工作者(如驾驶员、机器操作者等)禁用,若必须使用,则用药期间不要工作。② 沙利度胺可致胎儿畸形,妊娠期及哺乳期妇女禁用,如果在治疗期间妊娠,必须立即停药,并咨询医师做相应的处理。③ 本品可能会引起外周神经病变,出现手足麻木、麻刺感或灼烧样痛感应及时告知医师。④ 用药期间不可以献血。

Q6 服用环孢素的时候要注意些什么?

答: ① 按时服药、整粒吞服。服药时可与牛奶或果汁饮料同服(葡萄柚汁除外),因为环孢素是亲脂分子,口服吸收慢且不完全。当与某些食物同服时,尤其是脂溶性食物(如牛奶)、果汁或其他饮料同服,会使峰浓度、谷浓度都增高,从而提高其生物利用度。② 使用期间应定期检测肝功能、肾功能、血压和监测血药浓度,发生不良反应时应及时就诊。③ 服药期间应避免食用含钾高的食物(如香蕉、菠菜)及可致血钾升高的药品(如氯化钾、螺内酯等);另外,避免食用葡萄柚,因为葡萄柚可使环孢素血药浓度升高,使不良反应增加。

Q7 服用环孢素后出现呕吐或腹泻如何调整药量?

答: 服药10分钟内出现呕吐应加服全量环孢素,服药30分钟内出现呕吐应加服1/2量,服药1小时内出现呕吐则无须加量。服药后如出现腹泻,水样便每天5～6次,需追加1/2量,水样便每天3次以上的,需追加1/4量;糊状软便时,无须追加剂量。当然，一旦出现呕吐、腹泻症状，应注意记录呕吐或腹泻的时间、次数、量及性状等，并及时告知医师，以便进行药物剂量的调整。

Q8 用药期间，能不能更换不同品牌的环孢素？

答： 若应用一种品牌环孢素治疗比较稳定，不建议更换其他品牌的药物。因为环孢素用药时个体差异性大，安全范围窄，并且不同品牌的环孢素在药物起效、代谢等方面也存在差异，这是其他药物应用时不常见的现象，随意更换不同品牌的环孢素，可能会引起血药浓度的波动，影响疗效。如果必须更换不同品牌的药物，需要监测血药谷浓度直至维持目标浓度稳定。

Q9 十一酸睾酮是在饭前还是饭后服用？

答： 本品应在用餐时服用，如有需要可用少量水吞服，必须将整个胶丸吞服，不可咬嚼。可将每天的剂量分成两个等份，早晨服一份，晚间服一份。如果胶丸个数不能均分为两等份，则早晨服用胶丸个数较多的一份。

陈培杰　张　磊

疾病七　过敏性紫癜

概述

过敏性紫癜是一种血管变态反应性出血性疾病,由机体对某种致敏原发生变态反应而引起的小血管炎,伴毛细血管壁的通透性和脆性增高。临床表现为对称性皮肤紫癜,常伴有过敏性皮疹、腹痛、关节痛、肾小球肾炎等改变。

分类

过敏性紫癜的特征为血小板并不减少而血管壁的通透性显著增加。除皮肤和黏膜出血外常伴有胃肠道、关节或肾脏出血,表现出胃肠道症状(称为腹型,由肠黏膜水肿、出血引起,常见突发脐周及下腹部绞痛);关节症状(称为关节型,多见于膝、踝、腕关节肿胀、疼痛)及肾脏病变(称为肾性肾衰,不仅表现为血尿、蛋白尿、管型尿,部分病例可出现紫癜性肾炎)。

发病原因

致敏因素甚多,与本病发生密切相关的主要有以下几点。

1. 感染

（1）细菌：主要为 β 溶血性链球菌，以呼吸道感染最为多见。

（2）病毒：多见于发疹性病毒感染，如麻疹、水痘、风疹等。

（3）其他：寄生虫感染。

2. 食物　　是人体对异性蛋白过敏所致。如鱼、虾、蟹、蛋、鸡、牛奶等。

3. 药物

（1）抗生素类：青霉素（包括半合成青霉素，如氨苄青霉素等）及头孢菌素类抗生素等。

（2）解热、镇痛药：水杨酸类、保泰松、吲哚美辛及奎宁类等。

（3）其他药物：磺胺类、阿托品、异烟肼及噻嗪类利尿药等。

4. 其他　　花粉、尘埃、菌苗或疫苗接种、虫咬、受凉及寒冷刺激等。

临床表现

多数患者发病前 1～3 周有全身不适、低热、乏力及上呼吸道感染等前驱症状，随之出现典型临床表现。

1. 单纯型（紫癜型）　　为最常见的类型。主要表现为皮肤紫癜，局限于四肢，尤其是下肢及臀部，躯干极少累及。紫癜常成批反复发生、对称分布，可同时伴发皮肤水肿、荨麻疹。紫癜大小不等，初呈深红色，按之不褪色，可融合成片形成瘀斑，数日内渐变成紫色、黄褐色、淡黄色，经 7～14 天逐渐消退。

2. 腹型（Henoch 型）　　除皮肤紫癜外，因消化道黏膜及腹膜脏层毛细血管受累而产生一系列消化道症状及体征，如恶心、呕吐、呕血、腹泻及黏液便、便血等。其中腹痛最为常见，常为阵发性绞痛，多位于脐周、下腹或全腹，发作时可因腹肌紧张及明显压痛、肠鸣音亢进而误诊为外科急腹症。在幼儿可因肠壁水肿、蠕动增强等而致肠套叠。腹部症状、体征多与皮肤紫癜同时出现,偶可发生于紫癜之前。

3. 关节型(Schönlein型)　除皮肤紫癜外,因关节部位血管受累出现关节肿胀、疼痛、压痛及功能障碍等表现。多发生于膝、踝、肘、腕等大关节,呈游走性、反复性发作,经数日而愈,不遗留关节畸形。

4. 肾型　过敏性紫癜肾炎的病情最为严重,发生率12%～40%。在皮肤紫癜的基础上,因肾小球毛细血管祥炎症反应而出现血尿、蛋白尿及管型尿,偶见水肿、高血压及肾衰竭等表现。肾损害多发生于紫癜出现后1周,亦可延迟出现。多在3～4周内恢复,少数病例因反复发作而演变为慢性肾炎或肾病综合征。

5. 混合型　皮肤紫癜合并上述两种以上临床表现。

6. 其他　少数本病患者还可因病变累及眼部、脑及脑膜血管而出现视神经萎缩、虹膜炎、视网膜出血及水肿,以及中枢神经系统相关症状、体征。

治疗选择

1. 消除致病因素　防治感染,清除局部病灶(如扁桃体炎等),驱除肠道寄生虫,避免可能致敏的食物及药物等。

2. 一般治疗　对于有荨麻疹或血管神经性水肿的患者,可选用氯苯那敏等抗过敏类药物,也可选用维生素C、卡巴克络、芦丁等,以降低毛细血管通透性及脆性;对于腹痛患者,可选用阿托品或山莨菪碱口服或皮下注射;关节痛患者,可酌情用止痛药;呕吐严重者,可选用止吐药;伴发呕血、血便者,可选用质子泵抑制剂等进行治疗。

3. 糖皮质激素治疗　糖皮质激素有抑制抗原抗体反应、减轻炎症渗出、改善血管通透性等作用。一般用泼尼松30～40毫克/天,顿服或分次口服。重症者可用氢化可的松100～200毫克/天,或地塞米松5～15毫克/天,静脉滴注,症状减轻后改口服。糖皮质激素疗程一般不超过30天,肾型者可酌情延长。

4. 其他治疗　　如上述治疗效果不佳或近期内反复发作者,可酌情使用:① 免疫抑制剂,如硫唑嘌呤、环孢素及吗替麦考酚酯等;② 抗凝疗法,适用于肾型患者,联合使用肝素、低分子肝素、华法林及双嘧达莫;③ 中医中药以凉血、解毒、活血化瘀为主,适用于慢性反复发作或肾型患者。

预后

一般认为儿童较成年患者预后好,表现为肾炎或肾病综合征预后差。本病常可自愈,但约1/3患者可复发,首次发作较严重者复发率较高,复发通常在4个月内发生。本病的病程长短与急性期的严重程度、重要脏器是否受累、是否反复发作等因素有关。病程平均为4周(1～6周)。单纯皮肤和关节受累者病程较短,1～2周。胃肠受累者病程3～5周,肾脏受累者病程最长,最长达4～5年以上。

药物治疗

治疗目标

缓解急性期症状,预防并发症的发生。

常用药物

过敏性紫癜常见治疗药物,见表9。

联合用药注意事项

1. 氯苯那敏　　不应与含抗胆碱药(如阿托品等)的药品同服,与布洛芬合用时,可增强其镇痛作用。

表9 过敏性紫癜的常见治疗药物

常用药物	适应证	禁忌证	服用时间	不良反应	储存条件
氯苯那敏	用于皮肤过敏症	对该药过敏者禁用		常见不良反应有嗜睡、口渴、多尿、咽喉痛、困倦、虚弱感、心悸、皮肤瘀斑、出血倾向	遮光、密封保存
芦丁	主要用于脆性增加的毛细血管出血症、出血性紫癜的辅助治疗	对该药过敏者禁用		尚不明确	遮光、密封保存
曲克芦丁	用于闭塞综合征、血栓性静脉炎、毛细血管出血等	对该药过敏者禁用		偶见胃肠道反应，表现为恶心及便秘	遮光、密封、在干燥处保存
肾上腺色腙	适用于因毛细血管损伤及通透性增加所致的出血	①对水杨酸过敏者禁用；②有癫痫病史及精神病史的患者慎用		长期使用该药可产生水杨酸样反应，如恶心、呕吐、头晕、耳鸣、视力减退等。对癫痫患者可引起异常脑电活动	遮光、密封保存
泼尼松	用于过敏性紫癜皮肤紫癜症状、胃肠道症状、腹痛及关节痛的缓解	①肾上腺皮质激素类药物过敏者禁用；②高血压、血栓症、消化性溃疡、精神病、电解质代谢异常、心肌梗死、内脏手术、青光眼等患者以及真菌和病毒感染者不宜使用	早餐后顿服	可见感染、消化性溃疡、高血压、糖尿病、骨质疏松、肌肉萎缩、伤口愈合延缓、白内障等	遮光、密封10~30℃保存
阿托品	用于过敏性紫癜引起的腹痛	青光眼及前列腺肥大者、高热者禁用		不同剂量所致的不良反应大致如下：轻微心率减慢，略有口干及少汗。随着剂量的增加，可能会出现口干、心率加快、瞳孔速、显著口干、瞳孔扩大、心悸。显著口干、瞳孔扩大，有时出现视物模糊等	遮光、密闭保存

（续表）

常用药物	适应证	禁忌证	服用时间	不良反应	储存条件
雷贝拉唑	过敏性紫癜伴发吸血及血便者	① 对雷贝拉唑钠或处方中任何辅料有过敏患者禁用；② 有出血病史、血友病、脑出血及严重肝、肾功能不全者禁用		常见不良反应有便秘、湿疹、头痛和腹泻，停药后自行消失	避光、密闭阴凉处保存
布洛芬	过敏性紫癜伴关节痛者	① 对其他非甾体抗炎药过敏者禁用；② 妊娠期及哺乳期妇女禁用；③ 对阿司匹林过敏的哮喘患者禁用；④ 严重肝肾功能不全者或严重心力衰竭者禁用；⑤ 正在服用其他含有布洛芬或是特异性环氧化酶－2抑制剂药物的患者禁用	餐中或餐后服用	① 少数患者可出现恶心、呕吐、胃烧灼或轻度消化不良、胃肠道溃疡及出血、转氨酶升高、头痛、头晕、耳鸣、视力模糊、精神紧张、嗜睡、下肢水肿或体重骤增；② 罕见皮疹、过敏性肾炎、膀胱炎、肾病综合征、肾乳头坏死或严重衰竭、支气管痉挛	密封保存
硫唑嘌呤	适用于症状较重、反复发作、糖皮质激素治疗无效或肾病型的患者	已知对该药高度过敏的患者禁用	餐后	可致骨髓抑制、肝功能损害者、畸胎，亦可发生皮疹、偶见肌萎缩	遮光、密封保存
雷公藤多苷	适用于糖皮质激素治疗效果不佳或反复发作期内反复发作的过敏性紫癜患者	① 儿童、育龄期有妊娠要求者、妊娠期和哺乳期妇女禁用；② 心、肾功能不全者禁用；③ 严重贫血、白细胞和血小板低者禁用；④ 胃、十二指肠溃疡活动期患者禁用；⑤ 严重心律失常者禁用	餐后	可见口干、恶心、呕吐、乏力、白细胞、血小板下降。女子月经紊乱，月经量少或闭经；男子精子数量减少、活力下降、心悸、胸闷等不良反应。停药后可恢复	避光、置阴凉干燥处密闭保存

（续表）

常用药物	适应证	禁忌证	服用时间	不良反应	储存条件
吗替麦考酚酯	适用于糖皮质激素治疗效果不佳或近期内反复发作者、敏性紫癜患者	禁用于对该药或该药物中的其他成分过敏的患者		可能会出现腹泻、消化不良、恶心和呕吐等胃肠道不良反应	15～30 ℃避光保存
环孢素	适用于糖皮质激素治疗效果不佳或近期内反复发作的过敏性紫癜患者	①有病毒感染时禁用，如水痘、带状疱疹等；②对该药过敏者禁用		较常见的有厌食、恶心、呕吐等胃肠道反应，牙龈增生伴出血、疼痛，约1/3用药者有肾毒性，可出现血清肌酐增高，尿素氮增高，肾小球滤过率减低等肾功能损害等。牙龈增生一般可在停药6个月后消失。慢性进行性肾中毒多于治疗后约12个月发生。少见的有惊厥、过敏反应、胰腺炎、白细胞减少、雷诺综合征、糖尿病、血尿等	遮光、密封，阴凉处保存
双嘧达莫	主要用于抗血小板聚集，用于预防血栓形成	过敏患者禁用	餐前服用	常见的不良反应有头晕、头痛、呕吐、腹泻、脸红、皮疹和瘙痒，罕见心绞痛和肝功能不全。不良反应少见，停药后可持续或不能耐受或停药后可消除	遮光、密封保存

2. 氯苯那敏、氯丙嗪及阿托品　　其扩血管作用可影响卡巴克络的止血效果,合并用药需调整卡巴克络剂量。

3. 泼尼松与布洛芬　　两药合用时,加强其致溃疡作用;与阿托品长期合用,可致眼压增高;与免疫抑制剂合用,可能导致患者免疫力下降,可增加感染的危险性,并可能诱发淋巴瘤或其他淋巴细胞增生性疾病。

4. 环孢素与泼尼松、硫唑嘌呤等免疫抑制剂　　合用时,可能会增加引起感染和淋巴增生性疾病的危险性,故应谨慎。

🍎 特殊人群用药指导

1. 儿童用药指导　　氯苯那敏、布洛芬、泼尼松及吗替麦考酚酯的儿童剂量请向医师或药师咨询;环孢素应按照儿童个体所需调整剂量;禁用雷公藤多苷;儿童如使用泼尼松,须十分慎重,因激素可抑制患儿的生长和发育,如确有必要使用时,应使用短效或中效制剂,避免使用长效制剂,尽量短期使用,密切观察,预防患儿不良反应的发生。

2. 青少年用药指导　　由于青少年身体发育仍未完全,在使用糖皮质激素时,应密切观察,尽量短期使用泼尼松,预防不良反应的发生。

3. 老年人用药指导　　老年男性患者多患有前列腺肥大,应用阿托品后易致前列腺充血导致尿潴留发生,慎用该药;老年患者使用泼尼松治疗时应密切监测血糖、血压等,预防骨质疏松的发生;使用吗替麦考酚酯治疗时,同青年人相比,老年人发生不良反应的危险性增高;老年患者使用布洛芬时由于肝、肾功能发生减退,易发生不良反应,应慎用或适当减量使用。

4. 妊娠期妇女用药指导　　妊娠期妇女使用泼尼松会增加胎盘功能不全、新生儿体重减少或死胎的发生率,动物试验表明泼尼松有致畸作用,应权衡利弊使用。哺乳期妇女接受大剂量给药,则不应哺乳,防止药物经乳汁排泄,造成婴儿生长抑制、肾上腺功能抑制等不良反应。禁用布洛芬、吗替麦考酚酯、硫唑嘌呤、雷公藤多苷以及雷贝拉唑,阿托品可分泌至乳汁,并有抑制泌乳作用,哺乳期妇女慎用。

用药案例解析

案·例·1

病史:患儿,男,5天前无明显诱因出现臀部及双下肢起红色丘疹,为紫红色斑丘疹,稍高出平面,压之不褪色,疹见于正常皮肤,皮温正常,伴有疼痛感,无瘙痒,部分破溃、结痂,无发热,无呕血、黑便,无皮肤黄染,无腹痛、腹泻,无咳嗽、牙龈出血,无尿频、尿急、尿痛及肉眼血尿,2天前患儿出现关节肿痛,以双侧膝部、踝、肘、腕关节疼痛为主,并逐渐加重,伴下肢活动受限,诊断为过敏性紫癜(关节型),予以西替利嗪、维生素C、芦丁、泼尼松治疗,患者家属查看泼尼松说明书,担心服用泼尼松会影响患儿的生长发育。请问儿童过敏性紫癜需要使用糖皮质激素治疗吗?

解析:糖皮质激素是过敏性紫癜的常用药物,主要适用于过敏性紫癜胃肠道症状、关节炎、血管神经性水肿、肾损伤较重及表现为其他器官损伤的患儿,早期使用糖皮质激素能有效缓解患儿关节症状。在患儿治疗过程中,密切监测患者是否出现不良反应、观察病情变化,小剂量、短期使用糖皮质激素治疗,出现不良反应的概率较小。长期大量应用糖皮质激素可能会出现水肿、皮肤变薄、满月脸、水牛背、多毛、痤疮、高血压等症状,一般不需特殊治疗,停药后可自行消退。

案·例·2

病史：患者，男，17岁，持续性上腹部疼痛7天，伴便血2天，右下臂散在分布红色瘀点、瘀斑，无瘙痒，近踝、腕关节处皮疹较为密集，轻度水肿，触痛明显，予以糖皮质激素调节免疫、奥曲肽止血、人血白蛋白补充蛋白、泮托拉唑抑酸，患者病情好转。出院后患者病情缓解，且激素不良反应较大，便自行停药，现病情复发。

解析：糖皮质激素有抑制抗炎抗体反应、减轻炎症渗出、改善毛细血管通透性等作用。糖皮质激素适用于过敏性紫癜胃肠道症状、关节炎、血管神经性水肿、肾功能损害较重及表现为其他器官的急性血管炎患儿。早期应用激素能有效缓解腹部及关节症状，明显减轻腹痛。目前常用的激素是泼尼松，有肝功能损害的患者选用泼尼松龙口服，应尽可能采用每天早上8点前一次顿服，未经医师或药师同意不能自行减量或突然停药，慎防出现停药反应和反跳现象而导致病情反复。糖皮质激素治疗时可能会出现高血糖、高血压、骨质疏松、消化道溃疡、感染等药物不良反应，可通过定期进行相关检查并由医师采取应对措施来减轻，其他对症治疗水肿、蛋白尿、高血压、高血脂的药物也必须在医师指导下使用。

案·例·3

病史：患者，女性，15岁，因"双下肢皮疹1个月，腹痛伴肉眼血尿20余天"入院，"过敏性紫癜、过敏性紫癜肾炎"诊断明确。住院期间予甲泼尼龙0.5克/天冲击治疗3天，继以泼尼松30毫克/天联合雷公藤多苷40毫克/天治疗，治疗后肉眼血尿消失，腹痛好转。患者出院后接受泼尼松25毫克/天、雷公藤多苷40毫克/天及缬沙坦80毫克/天治疗，尿蛋白转阴，白细胞正常，肌酐稳定，补体正常。慢减泼尼松至10毫克/天。请问使用雷公藤多苷治疗有哪些注意事项？

解析：雷公藤多苷不良反应可涉及多系统损害，最常见的不良反应是胃肠道不良反应，如食欲缺乏、上腹部不适、恶心、呕吐等，若出现上述表现，可将服药时间移至饭后。同时，用药期间应注意定期随诊并检查血、尿常规及心电图和肝肾功能，必要时停药并给予相应处理。对于女性患者，育龄期妇女持续使用雷公藤易引起月经不调，停药后半年可自行恢复。雷公藤多苷应在医师指导下严格按照说明书规定剂量用药，不可超量使用，疗程不宜超过3个月。

温馨提示

（1）过敏性紫癜患者不能随意停药或减量，否则会导致疾病的加重或复发。

（2）过敏性紫癜患者用药期间，应谨遵医嘱定期门诊随访。

用药常见问题解析

Q1 过敏性紫癜肾炎患儿可以使用雷公藤多苷进行治疗吗?

答: 雷公藤多苷的不良反应涉及多系统损害,药品说明书指出儿童禁用,因此已不推荐患儿使用。

Q2 服用双嘧达莫会引起头疼吗?

答: 双嘧达莫主要用于抗血小板聚集,预防血栓形成,主要用于过敏性紫癜肾型患者的抗凝治疗。治疗剂量时不良反应轻而短暂,长期服用最初的不良反应多消失。常见的不良反应有头晕、头痛、呕吐、腹泻、脸红、皮疹和瘙痒,罕见心绞痛和肝功能不全。不良反应持续或不能耐受者少见,停药后可消除。

Q3 复方芦丁片就是曲克芦丁片吗?

答: 芦丁片或者复方芦丁片为维生素P属的一种,在食物中常与维生素C共存。其主要药理作用是维持血管弹性,增强毛细血管抵抗力,降低其脆性与通透性,并促进其细胞增生和防止血细胞聚集,也有抗炎和抗过敏作用,主要用于脆性增加的毛细血管出血症。

而曲克芦丁片能抑制血小板的聚集,有防止血栓形成的作用,增加毛细血管抵抗力,降低毛细血管通透性,抑制红细胞和血小板聚集及改善微循环等作用,因此这两种药的作用是不一样的。

Q4 过敏性紫癜患儿如何正确使用糖皮质激素?

答： 糖皮质激素适用于过敏性紫癜胃肠道症状、关节炎、血管神经性水肿、肾损害较重及表现为其他器官的急性血管炎患儿。激素对过敏性紫癜胃肠道及关节症状有效。早期应用激素能有效缓解腹部及关节症状,明显减轻腹痛。

有腹痛症状者推荐采用口服泼尼松治疗,具体用药剂量请咨询医师。胃肠症状较重、不能口服的患儿(持续腹痛、肠出血、肠系膜血管炎、胰腺炎等),关节炎、血管神经性水肿及其他器官的急性血管炎病情较重者推荐静脉使用糖皮质激素,严重症状控制后应改口服糖皮质激素,并逐渐减量,总疗程推荐2～4周,注意疗程不宜过长。

Q5 长期服用糖皮质激素可能出现哪些不良反应?

答： 长期大量应用糖皮质激素可引起物质代谢和水盐代谢紊乱,出现水肿、高血压、糖尿、皮肤变薄、满月脸、水牛背、多毛、痤疮、肌无力和肌萎缩、骨质疏松等症状,一般不需特殊治疗,停药后可自行消退。对于有激素适应证的过敏性紫癜患者,在治疗过程中应用糖皮质激素的剂量小、疗程短,出现不良反应的概率较小。

Q6 雷贝拉唑钠肠溶片是饭前还是饭后服用?

答： 过敏性紫癜伴发呕血及血便者可用雷贝拉唑钠肠溶片治疗,该药应在早晨、餐前服用,不能咀嚼或压碎服用,应整粒吞服。

Q7 请问布洛芬缓释胶囊,吃了有什么不良反应?

答: 少数人可出现恶心、呕吐、胃烧灼感或轻度消化不良、胃肠道溃疡及出血、转氨酶升高、头痛、头晕、耳鸣、视力模糊、精神紧张、嗜睡、下肢水肿或体重骤增。罕见皮疹、过敏性肾炎、膀胱炎、肾病综合征、肾乳头坏死或肾衰竭、支气管痉挛。

朱 娜

疾病八　血小板减少性紫癜

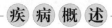

疾 病 概 述

概述

　　血小板减少性紫癜临床上主要以特发性血小板减少性紫癜最常见。特发性血小板减少性紫癜（idiopathic thrombocytopenic purpura, ITP）是一组免疫介导的血小板过度破坏所致的出血性疾病。以广泛皮肤黏膜及内脏出血、血小板减少、骨髓巨核细胞发育成熟障碍、血小板生存时间缩短及血小板膜糖蛋白特异性自身抗体出现等为特征。临床以皮肤黏膜或内脏出血为主要表现，严重者可有其他部位出血如鼻出血、牙龈渗血，妇女月经量过多或严重吐血、咯血、便血、尿血等症状，并发颅内出血是本病的致死原因。它与过敏性紫癜都有明显的皮肤紫癜，但它们最主要的区别在于血小板减少性紫癜是血小板减少，过敏性紫癜时血小板是正常的。特发性血小板减少性紫癜是一种复杂的多种机制共同参与的获得性自身免疫性疾病，也叫原发性血小板减少性紫癜，该病的发生是由于患者对自身血小板抗原的免疫不耐受，产生免疫介导的血小板过度破坏和血小板生成受抑，而出现血小板减少及皮肤黏膜的出血。

发病率为(5～10)/100 000人口,65岁以上老年人发病率有升高趋势。临床可分为急性型和慢性型,前者好发于儿童,后者多见于成人。男女发病率相近,育龄期女性发病率高于同年龄段男性。

发病原因

特发性血小板减少性紫癜(idiopathic thrombocytopenic purpura, ITP)病因迄今未明,与发病相关的因素如下。

(1)感染:急性血小板减少性紫癜的患者与细菌或病毒感染有密切关系。① 急性特发性血小板减少性紫癜患者,在发病前2周左右常有上呼吸道感染史;② 慢性特发性血小板减少性紫癜患者,常因感染而致病情加重。

(2)免疫因素:50%～70%的特发性血小板减少性紫癜患者血浆和血小板表面可检测到血小板膜糖蛋白特异性自身抗体。目前认为自身抗体致敏的血小板被单核巨噬细胞系统过度吞噬破坏是ITP发病的主要机制。

(3)脾:是自身抗体产生的主要部位,也是血小板破坏的重要场所。

(4)其他因素:鉴于血小板减少性紫癜在女性多见,且多发于40岁以前,推测本病发病可能与雌激素有关。现已发现,雌激素可能有抑制血小板生成和(或)增强单核-巨噬细胞系统对与抗体结合的血小板吞噬的作用。

临床表现

(一)急性型

半数以上发生于儿童。一般病程4～6周,大多有自限性,预后良好,部分病例反复发作后转为慢性。

1. 起病方式　　多数患者发病前1～2周有上呼吸道等感染史,特别是病毒感染史。起病急骤,部分患者可有畏寒、寒战、发热。

2. 出血

(1)皮肤、黏膜出血:全身皮肤瘀点、紫癜、瘀斑,严重者可有血疱及血肿形成。鼻出血、牙龈出血、口腔黏膜及舌出血常见,损伤及注射部位可渗血不止或形成大小不等的瘀斑。

(2)内脏出血:当血小板低于20×10^9个/升时,可出现内脏出血,如呕血、黑粪、咯血、尿血、阴道出血等,颅内出血(含蛛网膜下腔出血)可致剧烈头痛、意识障碍、瘫痪及抽搐,是本病致死的主要原因。

(3)其他:出血量过大,可出现程度不等的贫血、血压降低甚至失血性休克。

(二)慢性型

主要见于成年女性,起病缓慢,症状相对较轻。病情常迁延至半年以上,反复发作,发作期间可无任何症状。

1. 起病方式　　起病隐匿,多在常规查血时偶然发现。

2. 出血　　多数较轻而局限,但易反复发生。可表现为皮肤、黏膜出血,如瘀点、紫癜、瘀斑及外伤后不易止血等,鼻出血、牙龈出血亦很常见。严重内脏出血较少见,但月经过多较常见,在部分患者可为唯一的临床症状。患者病情可因感染等而骤然加重,出现广泛、严重的皮肤黏膜及内脏出血。

3. 其他　　长期月经过多可出现失血性贫血。病程半年以上者,部分可出现轻度脾大。

治疗选择

特发性血小板减少性紫癜为自身免疫性、良性疾病,目前尚无根治的方法，治疗目的是使患者的血小板数目提高到安全范围，防止严重出血，降低病死率，而不是使血小板数目达到正常范围。因此在临床中若患者血小板大于$30×10^9$个/升，无出血表现，且患者不从事增加出血危险的工作或活动，可不予以治疗，但应随访观察。若血小板低于$30×10^9$个/升或有出血症状或年龄较大，患病时间久或存在凝血障碍、血小板功能缺陷或有高血压、感染、外伤等因素或服用抗血小板聚集药物等，则需要进行治疗干预。

因80%的急性型患者发病或复发前有上呼吸道感染史，而慢性血小板减少性紫癜患者感染可致病情加重，因此，血小板减少性紫癜患者平时应注意天气变化，及时增减衣服，避免感冒。出血明显者应卧床休息，避免外伤。禁用血小板功能拮抗剂如阿司匹林、吲哚美辛、阿那格雷、氯吡格雷、噻氯匹定普拉格雷等。

血小板减少性紫癜的治疗的药物有以下几种。

（1）糖皮质激素（以下简称激素）。

（2）大剂量静脉丙种球蛋白也可治疗特发性血小板减少性紫癜，适用于以下情况：① 出血明显、危及生命的危重型血小板减少性紫癜，尤其是儿童急性血小板减少性紫癜；② 难治性血小板减少性紫癜；③ 不宜用激素治疗的血小板减少性紫癜如妊娠期妇女、糖尿病、溃疡病、高血压、结核病等；④ 需迅速提升血小板的血小板减少性紫癜患者，如急诊手术、分娩等。

（3）脾切除：血小板减少性紫癜患者之脾脏是产生血小板抗体和破坏血小板的主要场所，切脾是目前唯一可治愈血小板减少性紫癜的手段。切脾指征：① 对于激素治疗3～6个月无效者；② 激素治疗有效，但需较大量维持者如＞30毫克/天；③ 使用激素有禁忌者等，可以考虑脾切除，有效率为70%～90%。

（4）免疫抑制剂治疗，如长春新碱、环磷酰胺、硫唑嘌呤、环孢素A、吗替麦考酚酯（骁悉）等。

（5）一般止血药的应用，如肾上腺色腙、酚磺乙胺、立芷雪等。

（6）其他西药，如达那唑、血浆置换、α干扰素（IFN-α）、大剂量维生素C、抗CD20单克隆抗体（rituximab，美罗华）等。

预后

血小板减少性紫癜不是恶性病，除极少数因血小板低于10×10^9个/升、发生危及生命的出血外，一般预后良好。急性型尤其是儿童患者80%会自发缓解。慢性型（尤其是难治性）患者虽反复发作，病程较长，但经中西医结合、切脾等综合治疗后，大多数也可痊愈。

药 物 治 疗

治疗目标

去除病因，控制出血症状，减少血小板破坏。

常用药物

血小板减少性紫癜常用治疗药物，见表10。

联合用药注意事项

（1）甲泼尼龙等一些糖皮质激素类药物与致溃疡药物如阿司匹林、布洛芬等合用，会增加发生消化道并发症的危险。

（2）糖皮质激素与噻嗪类利尿药合用，会增加糖耐量异常及低血钾的危险。糖皮质激素会增加糖尿病患者对胰岛素和口服降糖药的需求。大环内酯类药物如红霉素和酮康唑可以抑制皮质类

表10　血小板减少性紫癜的常用治疗药物

常用药物	适应证	禁忌证	服用时间	不良反应	储存条件
环孢素	难治性自身免疫性血小板减少性紫癜	①病毒感染时禁用该品,如水痘、带状疱疹等;②对环孢素过敏者禁用;③严重肝、肾损害,未控制的高血压,恶性肿瘤者忌用或慎用		①较常见的有厌食、恶心、呕吐等胃肠道反应、牙龈增生伴出血、疼痛,约1/3用药者有肾毒性,可出现血清肌酐增高,尿素氮增高,肾小球滤过率减低等肾功能损害,高血压等;②不常见的有惊厥;③罕见的有过敏反应、胰腺炎、白细胞减少、雷诺综合征、糖尿病、血尿等	密封,在干燥处保存
硫唑嘌呤	血小板减少性紫癜	已知对本品高度过敏的患者禁用		与环磷酰胺相似(但毒性稍轻,可致骨髓抑制,肝功能损害畸胎,亦可发生皮疹,偶见肌萎缩	遮光,密封保存
环磷酰胺	血小板减少性紫癜	①妊娠期妇女用药须慎重考虑,特别在妊娠初期的3个月,由于环磷酰胺有致突变或致畸胎作用,可造成胎儿死亡或先天性畸形。本品可在乳汁中排出,在开始用环磷酰胺治疗时必须中止哺乳。②下列情况应慎用:骨髓抑制,有痛风病史、肝功能损害、感染、泌尿系结石史,以前曾接受过化疗或放射治疗。肝病患者慎用。③本品不论对人体或是动物均有明显的致畸,致突变作用,特别是在妊娠期相和器官的发生相而成胚胎胚胎的分裂和器官的发生相而成胚胎吸收、发育迟缓、畸形如肢端异常、腭裂等,但对妊娠初期的毒可能不是终身的		①骨髓抑制为最常见的毒性,白细胞的毒性在给药后10~14天最低,多在第21天恢复正常,血小板减少比其他烷化剂少见,严重程度与剂量有关。②环磷酰胺的代谢产物可产生严重的出血性膀胱炎,大量补充液体可避免。③当大剂量环磷酰胺(按体重50毫克/千克)与大量液体同时给予时,可产生水中毒,同时给予呋塞米以防止。④常规剂量时磷酰胺不产生心脏毒性,但当高剂量时产生心肌坏死,偶有发生生殖系统毒性。⑤环磷酰胺可引起生殖系统毒性,如停经或致精子缺乏,妊娠初期时给予可致畸胎。⑥长	应避免高热(32℃以下)及日光照射

（续表）

常用药物	适应证	禁忌证	服用时间	不良反应	储存条件
环磷酰胺				期给予环磷酰胺可产生继发性肿瘤。⑦环磷酰胺可产生中等至严重的免疫抑制。⑧用于白血病或淋巴瘤性肾病，易发生高尿酸血症及尿酸性肾病。⑨少见的不良反应有发热、过敏、皮肤及指甲色素沉着、黏膜溃疡、肝功能丙氨酸氨基转移酶升高、寻麻疹、口咽部感觉异常或视力模糊	遮光、密闭保存
甲泼尼龙	血小板减少性紫癜症	①全身性真菌感染；②已知对甲泼尼龙片或甲泼尼龙过敏者；③相关禁忌：特别危险的人群包括儿童、糖尿病患者、高血压患者和有精神病史的患者，某些传染性疾病（如疱疹和肺结核）或某些病毒引发的疾病（如疱疹和波及眼部的带状疱疹）的患者，使用此药时，应进行严格的医疗监督，并尽可能缩短用药期		不良反应有体重增加，医源性库欣综合征，痤疮、高血压、多毛、血糖升高、低血钾、水钠潴留、水肿、骨质疏松、精神症状、月经紊乱，伤口愈合不良，并可诱发消化性溃疡，诱发感染。可出现胃肠道穿孔或出血，蛋白质异化作用引起的负氮平衡，颅内压增高，内分泌失调，眼压增高，满月脸、痤疮、肌无力、无菌性坏死等	遮光、密闭保存

固醇的代谢。可能需要调整皮质类固醇的剂量以避免药物过量。与巴比妥酸盐、苯丁唑酮(保泰松)、苯妥英钠、卡马西平或利福平联用时可以导致皮质类固醇代谢加速,作用降低。

(3) 别嘌醇可抑制巯嘌呤(后者是硫唑嘌呤的活性代谢物)代谢成无活性产物,结果使巯嘌呤的毒性增加,当两者必须同时服用时,硫唑嘌呤的剂量应该大大地减低。

(4) 环孢素软胶囊与雌激素、雄激素、西咪替丁、地尔硫草、红霉素、酮康唑等合用,可增加环孢素软胶囊的血药浓度。因而可能使环孢素软胶囊的肝、肾毒性增加。故与上述各药合用时须慎重,应监测患者的肝、肾功能及环孢素的血药浓度。与吲哚美辛等非甾体消炎镇痛药合用时,可使发生肾衰竭的危险性增加。

🍇 特殊人群用药指导

1. **儿童用药指导**　糖皮质激素如甲泼尼龙等长期服用会抑制儿童生长。

2. **妊娠期及哺乳期妇女用药指导**　甲泼尼龙一些动物试验表明,母亲服用大剂量皮质类固醇可致胎儿畸形。尚未做过足够的人类生殖研究,因而当皮质类固醇用于妊娠期妇女、哺乳期妇女或可能妊娠的妇女时,应谨慎衡量它的益处和对母亲及胎儿的潜在危险之间的关系。因为皮质类固醇在妊娠时的安全性尚无充分的证据,故仅在确实需要时,才可以用于妊娠期妇女。因皮质类固醇很容易透过胎盘,对妊娠期间用过大量皮质类固醇的母亲生育的婴儿,应仔细观察和评价是否有肾上腺皮质功能不全的征象。皮质类固醇对分娩的影响尚未知晓。皮质类固醇可随乳汁排出。硫唑嘌呤、环磷酰胺、环孢素等免疫抑制剂妊娠期妇女禁用。

用药案例解析

案·例

病史：患者，女，47岁，体重50千克。于1年前无明显诱因出现四肢皮肤自发性瘀点、瘀斑，偶尔有牙龈出血，量不多。2周前再次出现双下肢皮肤瘀点、瘀斑，至当地医院血常规显示：WBC：8.37×10^9个/升，Hb：149克/升，PLT：12×10^9个/升。医师予以50毫克，一天1次泼尼松顿服，患者服用1周后，近期出现食欲增加、失眠、精神亢奋前来咨询。

解析：根据患者情况首选糖皮质激素治疗，常用泼尼松1毫克/（千克·天），分次服或顿服，病情严重者用等效量地塞米松或甲泼尼龙静脉滴注，好转后改口服。待血小板升至正常或接近正常后，逐步减量（每周减5毫克），最后以5～10毫克/天维持治疗，持续3～6个月。患者近期出现食欲增加、失眠、精神亢奋，可能是糖皮质激素类泼尼松出现的不良反应。

温馨提示

（1）原发性血小板减少性紫癜的患者如有发热、头疼等，请勿自行服用阿司匹林、布洛芬等解热、去痛药，应及时就医，根据医师开具处方服药。

（2）糖皮质激素与免疫抑制剂联合使用，可抑制免疫力增加感染的风险性，使用期间需密切注意。

用药常见问题解析

Q1 糖皮质激素可控制原发性血小板减少性紫癜，长期服用糖皮质激素（甲泼尼龙、泼尼松、地塞米松等）会引起什么不良反应？

答： 长期服用糖皮质激素会有满月脸、水牛背、向心性肥胖、皮肤变薄、痤疮等症状，因糖皮质激素使胃酸、胃蛋白酶分泌增加，会增强食欲，同时可诱发或加剧胃、十二指肠溃疡，甚至造成消化道出血或穿孔。影响钙的稳态：抑制小肠对钙、磷的吸收，增加肾脏尿钙排泄，引起继发性甲状旁腺功能亢进，促使破骨细胞的活化，导致骨丢失及骨质疏松。也会提高中枢兴奋性，可以出现欣快、失眠、激动，甚至精神错乱，所以有精神病或癫痫病史者禁用或慎用。

Q2 糖皮质激素可控制原发性血小板减少性紫癜，突然停用糖皮质激素会引起哪些不良反应？

答： 不良反应如下。

（1）撤药综合征：长期大量肾上腺皮质激素治疗抑制下丘脑-垂体-肾上腺轴功能，突然停药时，可引起肾上腺皮质萎缩和功能不全，即使停药1年，其功能仍处于低下状态，尤其对应激的反应性差。多数患者可无表现，停药后会有少数患者遇到严重应激情况，如感染、创伤、手术时可发生肾上腺危象，如恶心、呕吐、乏力、低血压、休克等，需及时抢救。因此不可骤然停药。

（2）反跳现象：因患者对激素产生了依赖性或病情尚未被充分控制，突然停药或减量过快而致原病复发或恶化。常需加大剂量再行治疗，待症状缓解后再逐渐减量、停药。

Q3 使用糖皮质激素前需注意什么？

答： 长期或大剂量使用糖皮质激素可能引起不良反应，在使用前告知医师是否有糖尿病史、结核史、消化性溃疡、精神病及癫痫史、有无青光眼、有无妊娠。根据情况还可做胸片、胃镜、血糖监测以排除激素禁忌证。还应做好相应的预防措施：如服用胃黏膜保护剂、抑酸剂，增加食物中钙、钾、维生素D的含量，限制钠盐摄入量。

Q4 血小板减少性紫癜患者在生活中服用其他药物时需要注意什么？

答： 患有特发性血小板减少性紫癜患者在就医时一定要告知医师自己的疾病及最近在服用的药物。治疗血小板减少性紫癜时应注意慎用阿司匹林、氯吡格雷、双嘧达莫、奥扎格雷及具有抗血小板作用的中草药（如川芎、红花、五灵脂、薄黄、当归和阿魏酸、丹参和丹参素、郁金精和赤芍）等。

刘丽娜　吴　健

疾病九　弥散性血管内凝血

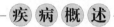

概述

弥散性血管内凝血（disseminated intravascular coagulation, DIC）是由其他疾病导致患病机体产生凝血功能障碍而引起机体弥散性出血及微循环衰竭表现的一种临床病理综合征。

一方面，由于DIC相伴的潜在疾病引起凝血系统的异常启动，患病机体凝血及纤溶系统被激活，纤维蛋白在全身微血管沉积引起微血管血栓形成导致微循环衰竭，机体组织和器官最终由于缺血受损；另一方面，由于凝血因子大量消耗导致纤溶亢进引起机体弥散性出血会使病情进一步加重。

DIC的诊断和治疗至今仍然是全球医务人员所要面对的一个严峻挑战。最新的DIC诊断标准是使用实验室检测项目和临床表现来进行打分，最后将得分在一定范围内的患者诊断为DIC，这套积分诊断系统更为科学。目前DIC治疗手段仍然非常有限，但针对基础疾病的治疗毫无疑问是DIC治疗的关键一步。在治疗基础疾病的同时可以针对DIC的不同病理阶段，给予针对性治疗干预，临床实践表明这可以明显改善患者的预后。

发病原因

1. **感染性疾病**　　主要为细菌感染、病毒感染，如脑膜炎球菌、大肠杆菌、铜绿假单胞菌、金黄色葡萄球菌等细菌感染，以及流行性出血热、重症肝炎等病毒感染易引发DIC。少数为立克次体感染、斑疹伤寒、脑型疟疾、钩端螺旋体病、组织胞浆菌病等。

2. **恶性肿瘤**　　如急性早幼粒白血病、淋巴瘤、前列腺癌、胰腺癌及其他实体瘤患者会发生DIC。

3. **病理产科**　　可见于羊水栓塞、感染性流产、死胎滞留、重症妊娠高血压综合征、子宫破裂、胎盘早剥、前置胎盘等。

4. **手术及创伤**　　如脑、前列腺、胰腺、子宫及胎盘等，可因手术及创伤等释放组织因子，诱发DIC。大面积烧伤、严重挤压伤、骨折及蛇咬伤也可能致DIC。

5. **医源性疾病**　　其发病率日趋增高。主要与药物、手术、放疗、化疗及不正常的医疗操作有关。

6. **全身各系统疾病**　　恶性高血压、肺心病、巨大血管瘤、ARDS、急性胰腺炎、重症肝炎、溶血性贫血、血型不合输血、急进型肾炎、糖尿病酮症酸中毒、系统性红斑狼疮、中暑、移植物抗宿主病（GVHD）等均有发生DIC的临床病例。

临床表现

因原发疾病、DIC的类型及分期不同，DIC的临床表现存在较大差异。

1. **出血倾向**　　表现为自发性、多发性出血，部位可遍及全身，多见于皮肤、黏膜破损部位；严重者出现内脏出血和颅内出血。

2. **微循环衰竭或休克**　　表现为一过性或持续性血压下降，早期即出现肾、肺、大脑等器官功能不全，少尿、呼吸困难、肢体湿冷、发绀及神志改变等。值得注意的是,休克程度与出血量常不成比例。

3. 微血管栓塞　　微血管栓塞分布广泛,发生率为40%～70%。可为浅层栓塞,多见于眼睑、四肢、胸背及会阴部,黏膜损伤易发生于口腔、消化道、肛门等部位。表现为皮肤发绀,进而发生灶性坏死、斑块状坏死或溃疡形成。栓塞也常发生于深部器官,多见于肾脏、肺、脑等脏器,可表现为急性肾衰竭、呼吸衰竭、意识障碍、颅内高压综合征等。虽然出血是DIC患者最典型的临床表现,但器官功能衰竭在临床上却更为常见。

4. 微血管病性溶血　　可表现为进行性贫血,贫血程度与出血量不成比例,偶见皮肤、巩膜黄染。

治疗选择

1. 治疗基础疾病及消除诱因　　基础疾病的治疗是治疗DIC的关键,只有在治疗基础疾病及诱因消除后才能真正实现DIC的治疗目的。

2. 抗纤溶治疗　　抗纤溶治疗主要在DIC的出血阶段发挥治疗作用,减少全身性出血对各器官脏器的损害。

3. 溶栓治疗　　在DIC进展的微血管栓塞阶段,患者会出现浅层栓塞或者器官深部栓塞,溶栓治疗对于灶性坏死、斑块状坏死或溃疡形成及器官栓塞衰竭具有重要的意义。

4. 对症及支持治疗　　对于DIC伴发的其他症状,应及时对症及支持治疗,如应用包括新鲜全血、浓缩血小板悬液、新鲜冰冻血浆等血液制品支持治疗,改善患者的治疗。

预后

DIC的病死率高达31%～80%。原发病的治疗是终止DIC病理过程的最为关键和根本的治疗措施，纠正凝血功能紊乱的治疗是缓解疾病的重要措施。

药物治疗

治疗目标

在最短时间内纠正机体凝血功能异常状态，恢复正常血小板与血浆凝血因子水平，减少微循环衰竭和全身出血对机体的损害，给基础疾病的治疗创造条件。

常用药物

弥散性血管内凝血常用治疗药物，见表11。

联合用药注意事项

肝素类药物制剂与香豆素及其衍生物、非甾体消炎镇痛药、双嘧达莫、右旋糖酐、肾上腺皮质激素、促肾上腺皮质激素、依他尼酸、组织纤溶酶原激活物（t-PA）、尿激酶、链激酶等易诱发加重出血风险；肝素类药物制剂并用碳酸氢钠、乳酸钠等药物会增加肝素的抗凝作用。

肝素类药物制剂与下列药物有配伍禁忌：卡那霉素、阿米卡星、柔红霉素、乳糖酸红霉素、硫酸庆大霉素、氢化可的松琥珀酸钠、多黏菌素B、阿霉素、妥布霉素、万古霉素、头孢孟多、头孢哌酮、头孢噻吩钠、氯喹、氯丙嗪、异丙嗪、麻醉性镇痛药。

肝素与透明质酸酶合用可减轻肌注痛，同时能够促进肝素吸收。但透明质酸酶的活性可被肝素抑制，故应现配现用。

肝素可作用于胰岛素受体，从而改变胰岛素的结合而导致低血糖的发生，因此在合用胰岛素时要防止低血糖症状。

表 11　弥散性血管内凝血的常用治疗药物

常用药物	适应证	禁忌证	服用时间	不良反应	储存条件
肝素钠注射液	用于防治血栓形成或栓塞性疾病(如心肌梗死、血栓性静脉炎、肺栓塞等);各种原因引起的弥散性血管内凝血;也用于血液透析、体外循环、导管术、微血管手术等操作中及某些血液标本或器械的抗凝处理	对肝素过敏者,有自发出血倾向者,血液凝固迟缓者(如血友病、紫癜、血小板减少)、溃疡病、创伤、产后出血者及严重肝功能不全者禁用		毒性较低,主要不良反应是用药过多可致自发性出血。偶可引起过敏反应及血小板减少,常发生在用药初5～9天,故开始治疗1个月内应定期监测血小板和腹泻计数。偶见一次性脱发和自发性骨折。肝功能不全者长期使用可引起骨质疏松和自发性骨折。肝功能不全可引起抗凝血酶Ⅲ耗竭而有血栓形成倾向	避光,密闭,在阴凉处(不超过20℃)保存
低分子量肝素钠注射液	①预防血栓栓塞性疾病,特别是预防普外手术或骨科手术中高危患者;②治疗血栓栓塞性疾病;③在血液透析中预防血凝块形成	有与使用低分子肝素钠有关的血小板减少症病史的患者,发生或有倾向而发生与止血障碍有关的出血,与肝素无关的消耗性凝血病除外;有出血危险的器官损伤(消化性溃疡、视网膜血管病变、出血综合征、出血性脑血管意外等);急性细菌性心内膜炎;对本品过敏者;与人工流产有关的除外);对本品过敏者;患有严重的肾病和胰腺损变,严重高血压,严重的肾病和胰腺损伤的患者和术后失明患者		①可能出现不同部位的出血表现。②偶见血小板减少症,偶有严重血小板减少症偶见皮肤坏死,一般出现在注射部位,先兆表现为紫癜,浸润或疼痛性红斑,此时有或无全身症状,应立即停药。使用未分级肝素和低分子肝素均观察到此类不良反应。③少见皮肤或全身过敏。④有报道出现转氨酶升高。⑤故个别情况下,注射部位出现血肿	密封,30℃以下保存

（续表）

常用药物	适应证	禁忌证	服用时间	不良反应	储存条件
低分子量肝素钙注射液	①治疗深部静脉血栓形成；②用于血液透析体外循环中预防血凝块形成；③预防与手术有关的血栓形成	①对本品过敏者；有低分子量肝素钙引起的血小板减少症病史；②用于血液透析的出血征象或有关危险性、非肝素诱导的弥散性血管内凝血除外；③容易出血的器质性病变；④脑血管意外；⑤急性细菌性心内膜炎		偶有血小板减少症、血栓形成报道。肝素和低分子量肝素治疗时极少数患者出现皮肤坏死，一般发生在注射部位，其先兆表现为紫癜、浸润或疼痛性红斑，有或没有临床症状。偶有注射部位小血肿，偶有坚硬的小结出现。皮肤反应停药后可恢复的嗜酸粒细胞增多全身性过敏反应，包括血管神经性水肿一过性转氨酶增高	遮光，密闭，在阴凉处（不超过20℃）保存
依诺肝素钠注射液	①2000AxaIU和4000AxaIU注射液：预防静脉血栓栓塞性疾病（预防静脉血栓形成），特别是与骨科或普外手术有关的血栓形成。②6000AxaIU、8000AxaIU、10000AxaIU注射液：治疗已形成的深部静脉血栓，伴或不伴有肺栓塞。治疗不稳定性心绞痛及非Q波心肌梗死，与阿司匹林同用。用于血液透析体外循环中，防止血栓形成	对肝素及依诺肝素或其他低分子肝素过敏；严重的凝血功能障碍有低分子肝素或肝素诱导的血小板减少症（以往有血小板计数明显下降的活动性消化道溃疡或有出血倾向的器官损伤的急性感染性心内膜炎（心内膜炎，心脏瓣膜置换术所致的感染除外本品不推荐用于严重的肾功能损害，出血性脑卒中，难以控制的动脉高压与其他药物共用		腹膜后及颅内出血。部分注射部位瘀斑、瘀点，极少报道在注射部位出现坚硬炎性结节。局部或全身过敏反应尽管极少出现，也可发生皮肤（疱疹）或全身过敏现象。血小板减少症（血小板计数异常降低）。使用本品治疗几个月后可能出现骨质疏松（骨脱矿"质导致的骨脆性）。增加血中某些酶的水平（转氨酶）。在脊柱麻醉或硬膜外麻醉时，使用依诺肝素钠，极少有椎管内血肿的报道。当出现任何未提及的不良反应时应立即向医师或药师咨询	低于25℃储存，用时开封

（续表）

常用药物	适应证	禁忌证	服用时间	不良反应	储存条件
达肝素钠注射液	治疗急性深静脉血栓;急性肾衰竭或慢性肾功能不全者进行血液透析和血液滤过滤期间预防在体外循环系统中发生凝血;治疗不稳定型冠状动脉疾病,预防与手术有关的血栓形成	对达肝素钠注射液或其他低分子肝素和(或)肝素过敏;急性胃、十二指肠溃疡和脑出血;严重的凝血系统疾病;脓毒性心内膜炎;中枢神经系统、眼部及耳部的损伤或施行手术		本品可能引起出血,尤其在大剂量时,常见报道的不良反应为注射部位的皮下血肿和暂时性轻微的血小板减少症(Ⅰ型)且通常在治疗中可逆。可见暂时性轻至中度肝转氨酶(ASAT,ALAT)增高有报告出现腹膜内和颅内出血	不超过30℃的室温下存放
右旋糖酐40注射液	用于失血、创伤、烧伤等各种原因引起的休克和中毒性休克。预防手术后静脉血栓形成、用于肢体再植和血管外科手术等预防术后血栓形成、用于心绞痛、脑血栓形成、脑供血不足、血栓闭塞性脉管炎等。体外循环时,代替部分血液,预充人工心肺机,既可节省血液又可改善循环	无血性心力衰竭及其他血容量过多的患者禁用;严重血小板减少、凝血障碍等出血患者禁用;心、肝、肾功能不良患者慎用;少尿或无尿者禁用;活动性肺结核患者慎用有过敏史者慎用		①过敏反应:少数患者可出现过敏反应,表现为皮肤瘙痒、荨麻疹、恶心、呕吐、哮喘,重者口唇发绀、血压下降、支气管痉挛,个别患者甚至出现过敏性休克、直至死亡。过敏反应的发生率约0.03%~4.7%。过敏体质者用前应做皮试。②出血倾向:可引起凝血障碍,使出血时间延长,该反应与剂量有关	25℃以下保存
噻氯匹定片	预防和治疗因血小板高聚集状态引起的心、脑及其他动脉的循环障碍性疾患	血友病或其他出血性疾病患者、粒细胞或血小板减少患者、溃疡病及活动性出血患者均不应使用此药。严重的肝功能损害患者,由于凝血因子的合成障碍,存在增加出血的危险,故本品不宜使用。对本品过敏者禁用	餐时	偶见轻微胃肠道反应。罕见的反应:恶心、腹泻、皮疹、瘀斑、齿龈出血、白细胞减少、胆汁淤积、轻度碱基转移酶升高,和瘀斑出血性皮疹倾向。本品最常见的不良反应为粒细胞减少症(2.4%)、血小板减少及皮疹或粒细胞缺乏(0.4%)、胃肠功能紊乱及皮疹	遮光,密闭保存

（续表）

常用药物	适应证	禁忌证	服用时间	不良反应	储存条件
人凝血酶原复合物	本品主要用于治疗先天性和获得性凝血因子Ⅱ,因子Ⅶ,因子Ⅸ,因子Ⅹ缺乏症,凝血因子Ⅸ缺乏症（单独或联合缺乏）包括:凝血因子Ⅸ缺乏症（乙型血友病）,以及凝血因子Ⅱ,Ⅶ,Ⅹ缺乏症;抗凝剂过量、维生素K缺乏症;肝病导致的出血患者需要纠正凝血功能障碍时;发生弥散性血管内凝血时,凝血因子Ⅱ,Ⅶ,Ⅸ,Ⅹ被大量消耗,可在肝病后应用;各种原因所致的凝血酶原时间延长而拟作外科手术患者,但对凝血因子Ⅴ缺乏者可能无效;治疗已产生因子Ⅷ抑制物的甲型血友病患者的出血症状;逆转香豆素类抗凝剂所诱导的出血	对本品过敏者禁用		一般无不良反应,快速滴注时可引起发热、潮红、头痛等不良反应,减缓或停止滴注,上述症状即可消失	8℃以下避光保存
人纤维蛋白原	① 先天性纤维蛋白原减少或缺乏症。② 获得性纤维蛋白原减少症:严重肝脏损伤;肝硬化;弥散性血管内凝血;产后大出血和因大手术、外伤或内出血等引起的纤维蛋白原缺乏而造成的凝血障碍	在严格控制适应证的情况下,无已知禁忌证		一般无不良反应,仅少数过敏体质患者会出现过敏反应,严重反应者应采取应急处理措施	8℃以下的暗处保存

（续表）

常用药物	适应证	禁忌证	服用时间	不良反应	储存条件
注射用尿激酶	主要用于血栓栓塞性疾病的溶栓治疗。包括急性广泛性肺栓塞、胸痛6～12小时内的冠状动脉栓塞和心肌梗死，症状短于3～6小时的急性脑血管栓塞、视网膜动脉栓塞和其他周围动脉栓塞症状严重者。也用于人工心瓣膜形成者，保持血管插管和胸管和胸腔及心包腔引流管的通畅等。溶栓的疗效尚需后续的肝素抗凝加以维持	近期（14天内）有活动性出血（胃与十二指肠溃疡、咯血、痔疮、出血等），做过手术、活体组织检查、心肺复苏（体外心脏按压、心内注射、气管插管）、不能实施压迫部位的血管穿刺以及外伤史；控制不满意的高血压（血压＞159.76/110.26 mmHg）或不能排除主动脉夹层动脉瘤者；有出血性脑卒中（包括一时性缺血发作）史者；对扩容和血管加压药无反应的休克；细菌性心内膜炎、二尖瓣病变并有心房颤动且高度怀疑左心腔内有血栓者；糖尿病合并视网膜病变者；出血性疾病或出血倾向，严重的肝、肾功能障碍及进展性疾病；意识障碍者。严重肝功能障碍、低纤维蛋白原血症患者忌用。严重肝功能障碍和严重高血压者均忌用。高原血症及有出血性疾病者均忌用。高龄病人，严重动脉粥样硬化者应用剂量宜谨慎		使用剂量较大时，少数患者可能有出血现象。轻度出血如皮肤、黏膜、肉眼及显微镜下血尿、血痰或小量咯血、呕血等。若发生严重出血，如大量咯血或消化道大出血，腹膜后出血及颅内、脊髓、纵隔内或心包内出血等，应中止使用，失血可输全血（最好用鲜血，不要用代血浆）。能得到有效的控制，紧急状态下可考虑用氨甲苯酸、氨甲环酸对抗尿激酶作用。少数患者可出现过敏反应，一般表现较轻，如支气管痉挛、皮疹等。偶可见过敏性休克。发热：有2%～3%患者可见不同程度的发热。可用对乙酰氨基酚作退热处理。不可用阿司匹林或其他有抗血小板作用的退热药。其他：尚可见恶心、呕吐、食欲缺乏、疲倦，可出现ALT升高，可引起出血，少数有过敏反应，头痛、恶心、呕吐、食欲缺乏等应立即停药	8℃以下的暗处保存

噻氯匹定片与任何血小板聚集抑制剂、溶栓剂及导致低凝血酶原血症或血小板减少的药物合用均可加重出血的危险。若临床确有必要联合用药，应密切观察并进行实验室监测。

噻氯匹定片与茶碱合用时会降低了后者的清除率，合用时调整茶碱用量，必要时进行茶碱血药浓度监测。

人凝血酶原复合物和人纤维蛋白原与其他药物同时合用应慎重。

如与其他药物同时使用可能会发生药物相互作用，详情请咨询医师或药师。

🍀 特殊人群用药指导

1. 儿童用药指导　　根据患儿病情给予肝素及（或）血浆、血小板等治疗，新生儿因身体功能较低应慎重选用人纤维蛋白和人凝血酶原复合物。低分子量肝素钙注射液、低分子肝素钠注射液、达肝素钠注射液未进行针对儿童的药代动力学研究且无可靠参考文献。依诺肝素钠注射液不推荐应用于儿童。肝素钠在儿童患者中静脉注射时按体重一次注入50单位/千克，以后每4小时给予50～100单位，或按体表面积24小时给予20 000单位/米^2，加入氯化钠注射液中缓慢滴注，严格按照要求进行使用。注射用尿激酶在儿童中应用的安全性和有效性尚未见报道。

2. 妊娠期及哺乳期妇女用药指导　　根据药物的类型而言，肝素类制剂在妊娠期妇女可能发生DIC前的预防用药获益可能胜于潜在危害，因此使用本类药物之前必须充分权衡其对胎儿的利弊。特别需要注意的是，肝素类制剂妊娠后期和产后用药，有增加母体出血危险，须慎用。人凝血酶原复合物和人纤维蛋白原在妊娠期及哺乳期妇女应慎用。如有必要应用时，应在医师指导和严密观察下使用。妊娠期妇女使用达肝素钠注射液对胎儿产生有害作用的可能性是极其微小的,然而由于该有害作用的可能性并不能完全排除,除非必需,不推荐妊娠期妇女使用本品。尚没有资料显示达肝素钠注射液是否能进入乳汁。依诺肝素钠注射液在人类尚无可通过胎盘屏障的证据,妊娠期妇女仅在医师认为确实需要时才可使用。哺乳期妇女接受依诺肝素钠注射液治疗时应停止哺乳。右旋糖酐40葡萄糖注射液的FDA分级为中等安全,在动物繁殖性研究证明本类药物对胎儿有毒副作用,尚未进行妊娠期妇女对照研究,但妊娠期妇女的用药获益可能胜于潜在危害,因此使用本类药物之前必须充分权衡其对胎儿的利弊。因产妇对右旋糖酐过敏或发生类过敏性反应时可导致子宫张力过高使胎儿缺氧,有致死性危险或造成婴儿神经系统严重的后果,右旋糖酐40葡萄糖注射液禁止在分娩时混合使用止痛药及用于硬膜外麻醉作为预防或治疗之用。盐酸噻氯匹定片的FDA分级为比较安全,目前尚未进行妊娠期妇女对照研究,但在动物繁殖性研究中,未见到对胎儿的影响。盐酸噻氯匹定片可以透过胎盘屏障及进入母乳,故说明书推荐避免用于妊娠期妇女和哺乳期妇女。尿激酶的动物实验显示,注射用尿激酶1 000倍于人用量对雌性小鼠和大鼠生殖能力及胎儿均无损伤,长期用药无致癌性报道。尚未见尿激酶有严格对照组的在妊娠妇女中用药的报道。因此,除非急需用注射用尿激酶,否则妊娠期妇女不用。注射用尿激酶能否从乳汁中排泄尚无报道,哺乳期妇女慎用该品。

3. 老年患者用药指导　　低分子肝素钠的临床研究未发现老年患者在药品安全性和有效性方面与其他成年患者存在差异。因此没有针对老年患者的特别注意事项,用药时无须调整剂量。低分子量肝素钙注射液、达肝素钠注射液尚不明确。依诺肝素钠注射液在用于老年患者时，由于老年患者肾功能减弱，本品的清除半衰期略延长，而肾功能仍在正常范围之内（如轻度减弱），预防性用药时老年患者无须调整剂量或每天用药次数。肝素钠在60岁以上老年人中使用时，尤其是老年妇女对该药较敏感，用药期间容易出血，应减量并加强用药随访。注射用尿激酶的说明书提示该品在老年患者中应用的安全性和有效性尚未见确切报道，但年龄＞70岁者慎用。

温馨提示

（1）DIC患者的日常护理中要注意维持适当的组织灌注和心排血量。

（2）DIC患者要时刻保持良好的肺通气以满足组织的氧需求。

（3）医务人员和患者家属要时刻关注DIC患者的情绪，使患者的焦虑和恐慌情绪得到控制。

用药案例解析

案 例 1

病史：患者，男性63岁，因胃癌术后2个月、肝转移1个月余，入院化疗，顺铂60毫克肝脏介入治疗，同时给予肝素钠、哌替啶、地米、利多卡因经肝动脉插管注入。

解析：该病例混合多种药物易导致配伍禁忌，其中肝素钠说明书明确说明不能和哌替啶合用，两药应该分开注射。

案·例·2

病史:患者,女性76岁,肺鳞状细胞癌放化疗后,入院再次化疗前复查发现肺内转移,实验室检查提示血红蛋白和血小板降低,血涂片中可见红细胞碎片,凝血酶原时间、凝血酶时间和活化部分凝血活酶试验明显延长,D-二聚体升高,血浆鱼精蛋白副凝试验阳性,血小板和纤维蛋白原含量呈进行性降低,诊断为急性弥散性血管内凝血后立即在给予低分子肝素钠肌内注射的基础之上,使用维生素K_1、凝血酶原复合物、新鲜血浆和单采血小板等措施。

解析:低分子肝素不可肌内注射,防止局部出血水肿,正确用法皮下注射,每天70~150单位/千克,分2~3次给药。

案·例·3

病史:患者,女性21岁,妊娠15周,妊娠期正常,2天前于当地医院行引产术,可能为利凡诺羊膜腔内注射,术后间断腹痛,无出血;次日夜间出现发热,体温最高39℃,予对症处理后体温恢复正常;5小时后出现阴道持续出血,量约1 500毫升,伴头晕、黑朦和尿量减少,外院输血支持;3小时后转入我院急诊,10分钟后娩出胎儿和胎盘,B超显示宫颈口偏左可见中高回声团考虑残留物,实验室指标显示DIC可能,予凝血酶原复合物治疗24小时,见情况好转停药。

解析:人凝血酶原复合物使用剂量随因子缺乏程度而异,一般每千克体重输注10~20单位,以后凝血因子Ⅶ缺乏者每隔6~8小时,凝血因子Ⅸ缺乏者每隔24小时,凝血因子Ⅱ和凝血因子Ⅹ缺乏者,每隔24~48小时,可减少或酌情减少剂量输用,一般历2~3天。患者家属在用药期间要时刻关注患者是否有出血或者紫癜的发生。

用 药 常 见 问 题 解 析

Q1 使用肝素的糖尿病患者为什么要检测血钾水平呢？

答： 肝素可以抑制醛固酮肾上腺的分泌，导致高钾血症，特别是在血钾水平较高的患者或有增高血钾危险的患者，如糖尿病、慢性肾衰竭、代谢性酸中毒和服用可能增高血钾水平的药物（如ACE抑制剂、NSAIDs），治疗期间可能增加高钾血症的危险，但通常是可逆性的，对有高钾危险性患者应监测血钾。

Q2 治疗DIC的药物都不建议联合用药，为什么临床上还是有联合用药的情况？

答： 联合用药会增加患者的出血风险，但医师根据实验室检查结果合理地联合用药可以更快地改善患者的凝血状况。

Q3 依诺肝素和低分子肝素都是低分子肝素，能替代使用吗？

答： 由于分子量不同，抗因子Ⅹa活性及剂量不同，不同的低分子量肝素不可互相替代使用。

Q4 在寒冷的冬季，人纤维蛋白原总是很难溶解怎么办？

答： 应先使制品和溶解液的温度升高到30～37℃，然后进行溶解。温度过低往往会造成溶解困难并导致蛋白变性。本品一旦溶解应尽快使用。

Q5 盐酸噻氯匹定片为何要餐时服用?

答: 本品宜于进餐时服药,因食物可提高其生物利用度并减低胃肠道的不良反应。

Q6 右旋糖酐40既不是抗凝药也不是抗血栓药,为何是治疗DIC的药物?

答: 右旋糖酐40为血容量扩充剂,静注后能提高血浆胶体渗透压,吸收血管外水分进入体循环而增加血容量,升高和维持血压。其扩充血容量作用比右旋糖酐70弱且短暂,但改善微循环的作用比右旋糖酐70强。它可使已经聚集的红细胞和血小板解聚,降低血液黏滞性,改善微循环,防止血栓形成。

张　伦　阿旺吉米

疾病十　血栓性疾病

疾 病 概 述

概述

    血栓形成（thrombosis）是指在一定条件下，血液有形成分在血管内（多数为小血管）形成栓子，造成血管部分或完全堵塞、相应部位血供障碍的病理过程。依血栓组成成分可分为血小板血栓、红细胞血栓、纤维蛋白血栓、混合血栓等。按血管种类可分为动脉性血栓、静脉性血栓及毛细血管性血栓。

    血栓栓塞（thromboembolism）是血栓由形成部位脱落，在随血流移动的过程中部分或全部堵塞某些血管，引起相应组织和（或）器官缺血、缺氧、坏死（动脉血栓）及淤血、水肿（静脉血栓）的病理过程。

    以上两种病理过程所引起的疾病，临床上称为血栓性疾病。

发病原因

    本类疾病的病因及发病机制十分复杂，迄今尚未完全阐明，近年研究表明其发生、发展主要与下列6种因素密切相关。

    1. 血管内皮损伤　　当血管内皮细胞因机械（如动脉粥样硬

化)、化学(如药物)、生物(如内毒素)、免疫及血管自身病变等因素受损伤时,可促使血栓形成。

2.**血小板数量增加,活性增强** 各种导致血小板数量增加、活性增强的因素,均有诱发、促进血栓性疾病发生的可能,如血小板增多症、机械、化学、免疫反应等导致的血小板破坏加速等。目前认为,血小板因素在动脉血栓形成(如心肌梗死)的发病中有更为重要的地位。

3.**血液凝固性增高** 在多种生理及病理状态下,人体凝血活性可显著增强,如妊娠,高龄,创伤、感染等所致的应激反应,高脂血症,恶性肿瘤等。

4.**抗凝活性减低** 生理性抗凝活性减低是血栓形成的重要条件。其常见原因有:① 抗凝血酶(AT)减少或缺乏;② 蛋白C(PC)及蛋白S(PS)缺乏症;③ 由因子V等结构异常引起的活化蛋白C抵抗(APC-R)现象。

5.**纤溶活力降低** 临床常见有:① 纤溶酶原结构或功能异常,如异常纤溶酶原血症等;② 纤溶酶原激活剂(PA)释放障碍;③ 纤溶酶活化剂抑制物过多。这些因素导致人体对纤维蛋白的清除能力下降,有利于血栓形成及增大。

6.**血液流变学异常** 各种原因引起的血液黏滞度增高、红细胞变形能力下降等,均可导致全身或局部血流瘀滞、缓慢,为血栓形成创造条件。如高纤维蛋白原血症、高脂血症、脱水、红细胞增多症等。

近年来发现,多种药物使用亦与血栓形成有密切关系,如口服避孕药、因子Ⅶa、TPO及肝素等。

临床表现

因血栓形成及栓塞的血管类型、部位、血栓形成速度、血管堵塞程度及有无侧支循环形成而异。

1. **静脉血栓形成** 最为多见。常见于深静脉如腘静脉、股静脉、肠系膜静脉及门静脉等。多为红细胞血栓或纤维蛋白血栓。主要表现有：① 血栓形成的局部肿胀、疼痛；② 血栓远端血液回流障碍，如远端水肿胀痛、皮肤颜色改变、腹水等；③ 血栓脱落后栓塞血管引起相关脏器功能障碍，如肺梗死等。

2. **动脉血栓形成** 多见于冠状动脉、脑动脉、肠系膜动脉及肢体动脉等，血栓类型早期多为血小板血栓，随后为纤维蛋白血栓。临床表现有：① 发病多较突然，可有局部剧烈疼痛，如心绞痛、腹痛、肢体剧烈疼痛等；② 相关供血部位组织缺血、缺氧所致的器官、组织结构及功能异常，如心肌梗死、心力衰竭、心源性休克、心律失常、意识障碍及偏瘫等；③ 血栓脱落引起脑栓塞、肾栓塞、脾栓塞等相关症状及体征；④ 供血组织缺血性坏死引发的临床表现，如发热等。

3. **毛细血管血栓形成** 常见于DIC、血栓性血小板减少性紫癜（thrombotic thrombocytopenic purpura, TTP）及溶血尿毒症综合征（hemolytic uremic syndrome, HUS）等。临床表现往往缺乏特异性，主要为皮肤黏膜栓塞性坏死、微循环衰竭及器官功能障碍。

治疗选择

（一）治疗基础疾病

如防治动脉粥样硬化、控制糖尿病及感染等。

（二）一般治疗

卧床休息，肢体静脉血栓形成者应抬高患肢。

（三）对症治疗

包括止痛、纠正器官功能衰竭等。

（四）抗血栓药物治疗

1. 抗凝治疗　　香豆素类通过与维生素K竞争,阻断维生素K依赖性凝血因子的生物合成。主要用于血栓性疾病预防、肝素抗凝治疗后的维持治疗。常用者为华法林,5毫克/天,分次日服,一般4～5天后,以凝血酶原时间(PT)、国际正常化比值(INR)作为监测指标,我国人群维持INR值在1.8～2.8为最佳治疗剂量。但不同种类的血栓有不同的INR要求。

2. 抗血小板药物治疗

（1）阿司匹林:通过抑制环氧化酶、阻断花生四烯酸代谢、减少TXA_2生成而发挥抗血小板聚集作用。主要用于血栓病的预防及肝素应用后的维持治疗。常用剂量范围为75～300毫克/天,根据不同情况选择具体剂量。

（2）双嘧达莫:通过抑制磷酸二酯酶或增加腺苷环化酶活性,提高血小板内cAMP水平而抑制血小板聚集,还有增加血管前列环素(PGI_2)生成及抑制血小板TXA_2生成的作用。

（3）氯吡格雷:商品名为波立维。本药为特异性血小板聚集抑制剂,主要作用机制为:① 作为ADP受体拮抗剂,特异性抑制ADP诱导的血小板聚集;② 对胶原、花生四烯酸及肾上腺素等诱导的血小板聚集反应亦有一定抑制作用,但程度低于对ADP的作用;③ 抗血小板作用仅能在体内显现,此与其在体内的代谢活性产物CS-747密切相关。常用剂量每天75毫克,口服。特殊情况下,如急性心肌梗死时,建议起始负荷剂量300毫克,随后75毫克/天维持。总体耐受性良好,主要有胃肠道不良反应。

（4）噻氯匹定:作用机制与氯吡格雷同。常用剂量为150～250毫克/天,顿服或分次口服。由于血液系统等不良反应的发生率较高,已渐被氯吡格雷等取代。

3. 溶栓疗法　　主要用于新近的血栓形成或血栓栓塞。应选择性应用于有肢体坏疽风险的深静脉血栓患者、血流动力学不稳定的肺栓塞及冠状动脉栓塞患者等。动脉血栓最好在发病3小时之内进行，最晚不超过6小时；静脉血栓应在发病72小时内实施，最晚不超过6天。

（五）介入疗法及手术治疗

对重要脏器（如心、脑）新近形成的血栓或血栓栓塞（动脉血栓6小时，静脉血栓6天），可通过导管将溶栓药物注入局部，以溶解血栓，恢复正常血供。对陈旧性血栓经内科治疗效果不佳而侧支循环形成不良者，可考虑手术治疗，即手术取出血栓或切除栓塞血管段并重新吻合或行血管搭桥术。

药 物 治 疗

治疗目标

溶解血栓，改善高凝状态，再疏通或重建血流通路，恢复正常血供，防止组织缺血坏死。具体目标为：① 防止因肺栓塞导致死亡；② 防止因反复静脉血栓形成或肺栓塞而并发其他疾病；③ 防止或尽可能减少静脉炎后综合征。对于大多数患者而言，前2个目标可以通过抗凝治疗达到。对于肺栓塞患者，则应该进行溶栓治疗，对于有溶栓禁忌证的肺栓塞患者可以使用下腔静脉滤网。对于动脉血栓栓塞患者而言，除手术治疗外，有效的内科治疗措施包括抗血小板药物、溶栓治疗和抗凝治疗等。

常用药物

血栓性疾病常用治疗药物，见表12。

表12　血栓性疾病的常用治疗药物

常用药物	适应证	禁忌证	服用时间	不良反应	储存条件
华法林	适用于需长期持续抗凝的患者	①肝肾功能损害,严重高血压,凝血功能障碍伴有出血倾向,活动性溃疡,外伤,先兆流产,近期手术者禁用,妊娠期禁用,眼科手术及分娩期妇女等K缺乏症和脑膜脊髓;②各种原因所致维生素	餐后	①过量易致各种出血;②偶见不良反应,过敏反应及皮肤坏死	遮光、密封保存
阿司匹林	可用于慢性及亚急性弥散性血管内凝血的治疗	①对本品过敏者禁用;②有出血症状的消化道溃疡或其他活动性出血患者,血友病或血小板减少患者禁用	餐后	①胃肠道反应是最常见的不良反应,如腹痛和胃肠道轻微出血,偶尔出现恶心、呕吐和腹泻	密封,在25℃以下保存。取出后应立即服用
氯吡格雷	预防动脉粥样硬化血栓形成事件,急性冠脉综合征的患者	①对活性物质或本品任一成分过敏;②严重的肝脏损害;③活动性病理性出血,如消化性溃疡或颅内出血	餐后	出血是最常见的不良反应	没有特别的储存要求
双嘧达莫	用于弥散性血管内凝血的抗凝治疗	过敏患者禁用	饭前	①常见的不良反应有头晕、头痛、呕吐、腹泻、脸红和潮率等;②罕见心绞痛和肝功能不全;③用于冠心病患者治疗时,较大剂量可能由于冠状动脉"窃血",诱发心绞痛或使心绞痛恶化;④长期大量使用时可引起出血倾向	遮光、密封保存
噻氯匹定	预防和治疗因血小板高聚集状态引起的心、脑及其他动脉的循环障碍性疾患	①血友病或其他出血性疾病患者,血小板减少患者,脑卒中不应使用此药;②严重的肝功能损害者;③对本品过敏者;④有白细胞减少、血小板减少、粒细胞减少病史或再生障碍性贫血患者	餐时	①偶见的反应为恶心、腹泻、皮疹、瘀斑、胆汁淤积,轻度氨基转移酶升高,黏膜皮肤出血倾向;③本品最常见的不良反应为粒细胞减少、粒细胞缺乏,血小板减少及胃肠道功能紊乱及皮疹	遮光、密封保存

🍃 联合用药注意事项

1. 华法林

（1）阿司匹林、保泰松、甲芬那酸、水合氯整、氯贝丁酯、磺胺类药、丙磺舒、双硫仑、依他尼酸、奎尼丁、甲苯磺丁脲等与血浆蛋白的亲和力比本品强。竞争结果使本品游离增多，抗凝作用增强。

（2）氯霉素、别嘌醇、甲硝唑、西咪替丁、单胺氧化酶抑制剂、水杨酸盐、丙米嗪、氟康唑等吡咯类抗真菌药等可抑制肝微粒体酶，使本品的代谢降低，血药浓度升高，半衰期延长。

（3）红霉素、克拉霉素、阿奇霉素等大环内酯类抗菌药，以及头孢哌酮等头孢菌素类抗菌药，氟康唑等抗真菌药能降低维生素K依赖的凝血因子的合成，能增强华法林的抗凝作用。

（4）肾上腺皮质激素既可增加，也可减弱抗凝的作用，有导致胃肠出血的危险，一般不合用。

（5）维生素K、口服避孕药和雌激素等，竞争有关酶蛋白，促进因子Ⅱ、因子Ⅶ、因子Ⅸ、因子Ⅹ的合成，减弱本品的抗凝作用。

（6）能促使本品与受体结合的药物，如甲状腺素、苯乙双胍，可增强本品的抗凝作用。

（7）抑制本品吸收的药物（包括制酸药、轻泻药、灰黄霉素、利福平、甲丙氨酯等），减弱本品的抗凝作用。

（8）肝药酸诱导药如苯巴比妥、苯妥英钠、螺内酯能加速本药的代谢，减弱其抗凝作用。

2. 阿司匹林

（1）阿司匹林与其他非甾体抗炎药同用时疗效不仅并不加强，还会增加其他部位出血的风险。

（2）阿司匹林与钙拮抗剂、美托洛尔联用时可预防血栓形成，避免不良反应。

（3）阿司匹林会增加口服降糖药的降糖效果。

（4）阿司匹林与糖皮质激素长期合用有增加胃溃疡和出血的风险。

（5）阿司匹林是由前列腺素合成减少所致，氨茶碱对阿司匹林哮喘治疗无效。

（6）阿司匹林联用保泰松、羟基保泰松血药浓度降低，但不良反应加重。

（7）阿司匹林与丙戊酸钠、甲氨蝶呤、乙酰唑胺、呋塞米等药物合用毒性增加。

（8）阿司匹林与对氨基水杨酸钠联用增加水杨酸中毒反应。

（9）阿司匹林与对乙酰氨基酚长期大量同用可引起肾脏病变，甚至可能引起肾乳头坏死、肾癌或膀胱癌的可能。

（10）阿司匹林与甘草制剂、鹿茸制剂、罗非昔布合用可增加溃疡发生的风险。

（11）阿司匹林可抑制或完全阻断去甲肾上腺素的血管收缩作用，应避免联用。

（12）维生素 B_1 可促进阿司匹林分解为乙酸和水杨酸，加重对胃黏膜的刺激性。如必须合用，两者应间隔2小时以上服用。

3. 氯吡格雷　　氯吡格雷与双嘧达莫合用能够增加出血的风险。

4. 双嘧达莫

（1）双嘧达莫与降压药合用时应适当减少降压药的剂量。

（2）双嘧达莫与阿司匹林联用可增加抗凝效应和出血倾向，故联用时应减量。

（3）与肝素、双香豆素类药、头孢孟多、头孢替坦、丙戊酸等合用，可加重低凝血酶原血症，或进一步抑制血小板聚集，引起出血。

5. 噻氯匹定　　噻氯匹定与非甾体抗炎药、抗血小板药、溶栓药、肝素等合用会增加出血的危险性。

🌰 特殊人群用药指导

1. 华法林

（1）禁用：① 近期手术及手术后3天内，脑、脊髓及眼科手术者禁用；② 凝血障碍疾病（如血友病、血小板减少性紫癜、真性红细胞增多症、白血病等）患者禁用；③ 活动性消化性溃疡患者禁用；④ 脑出血及动脉瘤患者禁用；⑤ 开放性损伤者禁用；⑥ 严重过敏者禁用；⑦ 维生素C或维生素K缺乏者禁用；⑧ 先兆流产者禁用；⑨ 妊娠期妇女禁用。⑩ 严重肝、肾疾病，肝脏或泌尿生殖系统出血患者禁用；⑪ 心包炎、心包积液、亚急性细菌性心内膜炎、血管炎患者禁用；⑫ 多发性关节炎患者禁用；⑬ 内脏肉瘤、出血性肉芽肿患者禁用。

（2）慎用：① 恶病质、虚弱或发热患者慎用；② 慢性乙醇中毒（如嗜酒）者慎用；③ 活动性肺结核患者慎用；④ 充血性心力衰竭患者慎用；⑤ 未控制的恶性高血压患者慎用；⑥ 月经过多者慎用；⑦ 精神病患者慎用。

2. 阿司匹林

（1）禁用：① 对本品或其他非甾体抗炎药过敏或有过敏史者，尤其是出现哮喘、神经血管性水肿或休克的患者禁用；② 活动性消化道溃疡病、消化道出血以及其他活动性出血的患者禁用；③ 先天性或后天性血凝异常（如血友病或血小板减少症）患者禁用；④ 哮喘患者禁用；⑤ 鼻息肉综合征患者禁用；⑥ 严重肝、肾功能不全者禁用；⑦ 妊娠期及哺乳期妇女禁用。

（2）慎用：① 对所有类型镇痛药、抗类药和抗风湿药过敏者慎用；② 有其他过敏反应的患者慎用；③ 花粉性鼻炎、鼻出血或慢性呼吸道感染患者慎用；④ 葡萄糖-6-磷酸脱氢酶缺陷者慎用；⑤ 痛风患者慎用；⑥ 肝、肾功能不全者慎用；⑦ 心脏功能不全或高血压者慎用；⑧ 正在接受抗凝血剂治疗的患者慎用；⑨ 慢性或复发性胃、十二指肠病变患者慎用；⑩ 月经过多者慎用；⑪ 有胃或十二指肠溃疡史、出血史、溶血性贫血病史者慎用。

3. 氯吡格雷

（1）禁用：① 对本品过敏者禁用；② 严重肝脏损伤者禁用；③ 近期有活动性出血者禁用。

（2）慎用：① 由于创伤、手术或其他病理原因而可能引起出血增加既有倾向者慎用；② 服用易出现胃肠道损害药的患者慎用；③ 肝肾功能损害者慎用。

4. 双嘧达莫

（1）禁用：① 对本品过敏者禁用；② 休克患者禁用。

（2）慎用：① 休克患者慎用；② 有出血倾向患者慎用；③ 冠心病患者慎用。

5. 噻氯匹定　　禁用：① 血友病或其他出血性疾病患者、粒细胞或血小板减少患者、溃疡病及活动性出血患者均不应使用此药；② 严重的肝功能损害患者，由于凝血因子合成障碍，往往增加出血的危险，故本品不宜使用。

 用药案例解析

案·例·1

病史：患者，女，60岁，诊断为肺栓塞、高血压，给予阿司匹林口服及低分子肝素皮下注射治疗，并于用低分子肝素第6天加华法林口服，低分子肝素用7天后连同阿司匹林一同停用，此时患者自诉静息状态无呼吸困难，遂出院，继续口服华法林，出院后未定期检测凝血酶原时间及国际标准化比值。此后在右臂稍用力时突然出现右背部撕裂样疼痛,右后背部可见局部隆起,质软,有移动感,压痛,无红肿及热感。急查PT 31.1秒,INR 3.44,诊断为肺栓塞、华法林治疗中并发右后背部皮下血肿。

解析:华法林是治疗肺栓塞的常用药,但其不良反应也较多,如出血的发生。该患者在用华法林的过程中未按时测INR,致使INR达到了3.44,这时的出血发生率增高,加之患者局部肌肉振动、用力,导致小血管破裂出血致皮下血肿。所幸发现及时,治疗合理,才避免了更严重的后果发生。故一定要嘱咐患者严格按照医嘱用药,并定期检测PT及INR,避免用药过程中过分用力及剧烈咳嗽等,密切关注患者可能出现的出血情况,最大限度地降低用华法林患者的出血风险。

案 例 2

病史:患者,男,48岁。因双肘关节疼痛20天就诊。既往有2型糖尿病病史,正在服格列吡嗪。初步诊断:① 风湿性关节炎;② 2型糖尿病。应用格列吡嗪降血糖,应用阿司匹林抗风湿。处方:格列吡嗪5毫克,每天3次,口服;阿司匹林0.6克,每天3次,口服。

解析:阿司匹林在体内水解为水杨酸盐,与格列吡嗪竞争血浆蛋白结合部位,而使格列吡嗪游离浓度升高,增强降糖作用。两药合用时应注意血糖变化,必要时减少格列吡嗪的剂量。

案 例 3

　　病史：患者，女，26岁。因双膝关节痛5天就诊。停经37周。初步诊断：① 风湿性关节炎；② 宫内妊娠37周。应用阿司匹林0.3克，每天3次，口服，抗风湿。

　　解析：阿司匹林可抑制血小板聚集，延长出血时间。妊娠晚期应用阿司匹林可使妊娠期和产程延长，产后出血增多。还可引起新生儿出血，增高新生儿颅内出血的发生率。妊娠晚期避免应用阿司匹林。可用对乙酰氨基酚代替阿司匹林。

温 馨 提 示

　　（1）不同患者对华法林的反应不一，用量务必个体化。

　　（2）华法林用药过程中需定期检测血常规及肝肾功能，定期检测INR和PT，切忌擅自停药。

　　（3）阿司匹林应谨防出血风险，如发现出血应立即停药，并向医师咨询。

用药常见问题解析

Q1　阿司匹林消化道的不良反应有哪些表现？

答：　消化道损伤是阿司匹林最常见的不良反应，口服阿司匹林对消化道黏膜有直接刺激作用，可引起上腹部不适、消化不良、厌食、胃痛、恶心、呕吐等症状。长期服用时可引起糜烂性胃炎、溃疡或消化道出血、穿孔。出血症状包括呕出鲜红血（上消化道出血）、呕血呈暗红色（上消化道出血减缓或停止）以及黑便等。出现这些症状应立即就医。

Q2 如何预防药物所致消化道出血？

答： 预防消化道出血应注意以下内容。

（1）避免与其他抗血栓药或致消化性溃疡药合用：阿司匹林应避免与以下药物合用，以降低消化道出血的风险。① 布洛芬等非甾体抗炎药（NSAIDs）；② 华法林等抗凝药；③ 氯吡格雷等抗血小板药物；④ 糖皮质激素；⑤ 维生素 B_1（维生素 B_1 可促进阿司匹林分解）。

（2）预防性服用抑酸药物：为预防阿司匹林所致的胃肠出血并发症，可预防性服用抑酸药物如质子泵抑制剂与/或 H_2 受体拮抗剂。

（3）选用合适的阿司匹林剂型：目前在临床上对长期服用低剂量阿司匹林预防缺血性心脑血管病，均应用肠溶衣型或缓释型阿司匹林，这样可减低对胃黏膜的局部直接损伤作用。

（4）使用"最佳"剂量：阿司匹林较低剂量（75～325毫克/天）与较高剂量（500～1 500毫克/天）相比，抗栓效果相似，但是较少引起不良反应。因此，阿司匹林75～150毫克/天的剂量用于动脉粥样硬化性心血管疾病长期预防符合"疗效最大，毒性最小"的原则。

（5）筛查与根除幽门螺杆菌：幽门螺杆菌感染是消化道出血的独立危险因素，根除幽门螺杆菌可降低溃疡和出血的复发。建议在长期抗血小板治疗前检测幽门螺杆菌，阳性者应根除。

（6）评估监测老年人胃黏膜：老年人胃黏膜对损害因素的适应能力减退更易引起胃黏膜损伤，尤应加强评估和监测。

（7）重视服药者的病史：对过去有消化道溃疡或出血史者，尤其是过去服用非甾体抗炎药或阿司匹林时曾发生过类似病史者，这些患者属服用阿司匹林易发生消化道出血的高危人群，应慎用和禁用。

（8）服药前和服药期间进行检查：在用药前最好先查血，如红细胞、血小板、出凝血时间，期间如患者有上腹不适，应及时检查，或停药。

Q3 阿司匹林到底应该怎么用？

答： 目前国内销售的阿司匹林基本都是阿司匹林肠溶片。阿司匹林肠溶片在晚上睡觉前服用比较好。早餐前服用阿司匹林，由于距离进食时间很接近，阿司匹林根本来不及到达肠道，结果还是和食物混到一起，提前分解的风险大大增加了。阿司匹林肠溶片在空腹状态进入肠道，需要至少2～3小时。而进餐后胃排空也要3小时左右，这样一来，无论是早餐前，以及三餐之间都没有一个很好的时间点符合这一要求，而睡前则距离晚餐一般都有3小时以上，可以算空腹了，胃 pH 应该足够保证酸性。心脑血管的不良事件大多数发生在清晨和上午，而口服阿司匹林到吸收入血发挥作用需要3～4小时以上，早餐服药的话无法很好覆盖上午的高峰期，而睡前服用恰好可以在清晨进入血药浓度的高峰期，让阿司匹林更有效。

Q4 哪些药物和食物可能影响华法林的作用？

答： 增强华法林抗凝作用的药物有阿司匹林、水杨酸钠、吲哚美辛、保泰松、奎宁、依他尼酸、甲苯磺丁脲、甲硝唑、别嘌醇、红霉素、氯霉素、部分氨基糖苷类抗生素、头孢菌素类、西咪替丁、氯贝丁酯、右旋甲状腺素、对乙酰氨基酚等。

降低华法林抗凝作用的药物有苯妥英钠、巴比妥类、口服避孕药、雌激素、考来烯胺、利福平、维生素K类、氯噻酮、螺内酯、皮质激素等。不能与华法林合用的药物有盐酸肾上腺素、阿米卡星、维生素B_{12}、间羟胺、缩宫素、盐酸氯丙嗪、盐酸万古霉素等。

一些中药(如丹参、人参、当归、银杏等)或食物(如葡萄柚、芒果、大蒜、生姜、洋葱、海带、花菜、甘蓝、胡萝卜等)也可增强或减弱华法林的抗凝作用,在用药过程中也需予以注意。

陈　昊

参考文献

窦丽稳,高伟波,朱继红.新型口服抗凝药物急诊应用指导.中国全科医学.2017,20(23):2900-2905.

高剑峰.甲基强的松龙冲击治疗儿童过敏性紫癜的临床效果.中国药物经济学,2018,13(2):53-55.

郭艳杰,尚丽新.妊娠期合理用药.人民军医,2016,59(4):414-418.

李娟,罗绍凯.血液病临床诊断与治疗方案.北京:科学技术文献出版社,2010:435-442.

王红梅.甲钴胺口服与维生素B_{12}肌注治疗巨幼红细胞性贫血的临床疗效比较.中国卫生标准管理,2016,7(8):109-110.

肖志坚.血液病合理用药.2版.北京:人民卫生出版社,2009:359-352.

谢伟成,程淑琴,林翠芳,等.地西他滨治疗骨髓增生异常综合征的临床疗效研究.临床和实验医学杂志,2014,13(11):878-880.

徐娜.环孢素联合沙利度胺在骨髓增生异常综合征治疗中的应用探究.中国疗养医学,2016,25(11):1213-1215.

杨绪娟,胡瑜霞,农祥,等.过敏性紫癜的研究进展.皮肤病与性病,2017,39(2):105-108.

姚彤,陈芬,罗新辉.儿童弥漫性血管内凝血的临床特点及预后分析.新疆医学,2017,47(3):286-288.

赵波.探讨急诊ICU患者发生弥散性血管内凝血(DIC)的临床对策.世界最新医学信息文摘,2015,15(69):126-127.

中华医学会血液分会红细胞疾病学组.自身免疫性溶血性贫血诊断与治疗中国专家共识(2017年版).中华血液学杂志,2017,38(4):265-267.